人生を変える
最強の食事習慣

『時間栄養学』で「健康」「成功」を手に入れる

時間栄養学者　大池秀明

農林統計協会

再刊のためのはじめに

時間栄養学への招待

この本は、多くの皆さんに〝時間栄養学〟を知っていただきたいという思いで執筆しました。健康のために「何を食べるか」を気にしている人は多いのですが、実際のところ、よほど偏った食事でない限り、「いつ食べるか」という因子の方が、私たちの身体、心、パフォーマンスに大きな影響を及ぼします。本書は、その様子について、体内時計の解説を加えながら、気軽に、かつ、実践的に読めるように工夫して書いたつもりです。２０１９年に刊行し、大きな反響をいただきました。私自身もメディアの取材をいくつも受けていますが、時間栄養学に関する世間の情報・関心がどんどん増えているように感じます。私の本業である研究の世界においても、時間栄養学を扱った論文がここ2〜3年で急増しています。まさにホットな研究分野なのです。

最新の研究動向

ここで少し、ごく最近の時間栄養学研究の動向をキャッチアップしておきましょう。

[ヒト介入試験による検証がどんどん進んでいる]

初期の研究は動物モデル（主にネズミ）を利用した研究と、ヒト疫学調査が主流でしたが、最近は、実際にヒトで食事時刻の制限（time-restricted eating）を実施している試験が増えています。[Ⅰ] 基本的には、これまで考えられてきた通り、朝食から夕食までの時間を12時間以内に抑えることと、1日の中の早い時間帯に食事を済ませるという食べ方が、健康指標（肥満や血液検査値など）を改善する傾向にあります。まだ、長期的に糖尿病等の予防になるかは検証されていませんが、少なくとも数週間の単位では血液検査値を改善している研究が多いです。

[アプリと連携した大規模解析]

食事管理アプリなどの数万人規模のデータを利用した研究なども見受けられます。早稲田大学のグループでは、食事管理アプリ「あすけん」の利用者にアンケート調査を行い、コロナ禍の外出自粛による生活リズムの変化について解析しています。平日と休日の時差に起因する社会的時差ぼけが減ったことに加え、外出自粛により朝型化した人は痩せ、夜型化した人は太ったことを見出しています。[Ⅱ] また、新型コロナウイルスとの関連としては、ヨーロッパ9か国の食事調査データから、夕食の時間が遅い人ほど、コロナ感染による死亡率が高いという研究論文も発表されています。[Ⅲ]

［国内の研究会と日本語の教科書］

私も発起人として幹事を務めている「時間栄養科学研究会」が、２０２０年１月から「日本時間栄養学会」となり、研究活動も益々活発化しています。さらに、２０２０年６月には、この学会メンバーを中心に、本格的な教科書も出版されています。[Ⅳ]

時間栄養学は苦労せずに健康になる王道である

時間栄養学を現実の生活に落とし込み、ダイエットや健康指標の改善を目指したとき、巷にあふれている他の健康法と比較して圧倒的に評判が良い点があります。それは、継続が容易ということです。たとえば、糖質制限は短期間で体重を落とすことには向いていますが、長期的な習慣化は困難です。ほとんどの人は、途中で挫折し、リバウンドしてしまいます。一方で、時間栄養学の場合は、カロリーや食べ物の制約がないため、満足度が高く、継続が容易です。さらに、しばらく続けていると、体内時計自体がそのリズムに合ってきますので、習慣として固定化され、さらに継続が容易になります。試しに2週間ほど実践してみてください。最初の1週間くらいはちょっと意志の力が必要かもしれませんが、２週目あたりから体内時計が整ってくるため、楽になります。そうなれば、１ヶ月、３ヶ月、気づいたら半年、１年でも継続できます。午前中から活動的になり、体調や精神状態が良好であることにも気がつくでしょう。睡眠の質が向上し、就寝間際の食欲に悩まされることもなくなります。生活リズムが、どれほど私たちの身体に大きな影響を及ぼしているのか、実感できるようになると思います。上級者になると、飲み会やパーティも、体内時計へのダメージを少なくする方法やリカバリーする方法がわかるので、十分に楽しむことができます。さあ皆さんも、時間栄養学マスターとなって、本来の身体の機能を十分に引き出し、楽して健康になりましょう。

［Ⅰ］ Regmi P & Heilbronn LK: Time-Restricted Eating: Benefits, Mechanisms, and Challenges in Translation. *iScience* 23 (6): 101161 (2020)
［Ⅱ］「コロナ禍の外出自粛で生活リズム変化」早稲田大学プレスリリース（2020.9.11）
［Ⅲ］ Verd S et al : Early dinner or "dinner like a pauper": Evidence, the habitual time of the largest meal of the day–dinner–is predisposing to severe COVID-19 outcome–death. *Chronobiol Int.* 37 (6): 804-808 (2020)
［Ⅳ］ 時間栄養学：時計遺伝子、体内時計、食生活をつなぐ、柴田重信編、化学同人

２０２１年６月　大池秀明

はじめに

体内時計のハーモニー

体内時計というのは、よく、オーケストラにたとえられます。24時間の時計リズムは、わたしたちの身体中のあちらこちらの細胞にあり、全体としてのハーモニーが重要になるからです。

夜の光は、一部の細胞のリズムをずらします。朝ごはんを食べない生活も、また別のリズムをずらします。休日の朝寝坊は、さらに別のリズムをずらします。この「少しずつずれたリズム」を重ね合わせると、身体では何が起こるでしょうか。オーケストラは不協和音を発し、心地よいはずの音楽が不快なものとなってしまいます。

いや、たいしたことないでしょ。みんな、そんな生活しているでしょ。と思いますか？

それでは、少し具体例を挙げてみましょう。

- **朝になると「目が覚めてくる身体」と「いつまでもだるい身体」**
- **午前中から「やる気がわいてくる心」と「なかなか、やる気が起きない心」**
- **いつも「シャキッとして冴えている頭」と「ぼーっとしてミスが多い頭」**
- **食べる量が同じなのに「太る身体」と「太らない身体」**
- **同じストレスなのに「耐えられる身体」と「負けてしまう身体」**
- **夜遅くなると「自然と眠りにつく頭」と「なかなか寝付けない頭」**

どこか思い当たる節があるのではないでしょうか。

体内時計のリズムが少し乱れているくらいでは、すぐに生死に関わることはありません。多くの人は、不協和音をデフォルトのノイズくらいに思って、そのまま過ごしがちです。しかし、これを続けた結果は正直に返ってきます。「体力」「頭脳」「精神」「健康」「成功」、いずれも、気づいた時には取り戻せないくらいの大きな差がついているはずです。

トップアスリートの時計

この体内時計の和音に耳を澄ませて、パフォーマンスを最大限に発揮している人たちがいます。トップアスリートです。

多くのトップアスリートは、リズムを整えるために、規則正しい生活を実践しています。

いわゆる、「**ルーティーン**」です。

毎日、同じ時刻に同じことをする。これは、体内時計を調整するために、とっても重要なポイントです。

トップアスリートじゃないから関係ない？

そんな声も聞こえてきそうです。しかし、その効果は、なにも、試合のパフォーマンスに限ったことではありません。

「病気の予防」「学業成績」「仕事の質」「心の健康」、そんな部分にも現れてきます。

アスリートではないみなさんは、そこまでストイックなルーティーンをする必要はありません。何もやっていない人であれば、本書を読んで「体内時計のリズムを整える」、これを少し実践するだけで、目に見えて効果が現れるはずです。「成功」や「健康」の鍵はすぐそばにあるのです。

なぜ体内時計がそれほど重要なのか？

私たちの身体には、5億年以上前から体内時計があり、地球の自転に合わせて24時間リズムで生活をしてきました。5億年以上です。実際は、10億年くらいかもしれません。そのため、私たちの身体というのは、精密な体内時計が進化し、24時間リズムで活動するようにファインチューニングされた仕様になっています。それゆえ、体内時計と活動リズムが、たった数時間ずれるだけで、身体の効率は相当に落ちてしまいます。休日だからといって昼まで寝ている人は、体内時計の機能があだとなり、大きな損をしてしまうのです。

平日と休日の「時差」から生まれる不具合を、専門家は、「**社会的時差ぼけ（Social Jetlag）**」と呼びます。

この、時差が大きい人ほど、肥満のリスクが上がるというデータがあります。学生であれば、時差に比例して、学業成績が下がります。そして、慢性的な時差ぼけは、認知機能を低下させることがわかっています。

さらに、大規模調査から、

・**「夜型生活者」は、「糖尿病」「精神疾患」「死亡リスク」などが高い**

というデータが出ています。

そして、

・**「朝食を食べる習慣」と、「学校の成績」「体力」「入学した大学」「入社した企業」「年収」**

これらが相関することも示されています。

でも、本人は、**その原因が「体内時計の乱れ」にあるなんて気づいていません。**

これでもまだ、「たいしたことないでしょ」と言えますか？

時計を操るために、原始人類のように、朝日とともに起きて、日没とともに寝てください と言うつもりはありません（実際、原始人類も日没後すぐに寝ていなかったようですし）。

しかし、成功するために、仕事のクオリティ、パフォーマンスを大事にするならば、ここをおろそかにしてはいけません。

そして、子供の健やかな成長や、大人の健康維持にも、体内時計を整えることは重要なポイントになります。

「病気の予防」「学業成績」「仕事の質」「心の健康」、こういった形で、結果が現れることはわかっているのですから。

食や健康に関する科学は、現在進行形で研究が進んでいます。テレビや、本、インターネットなどでは、身体に良さそうな食材の情報があふれています（実際は、真偽が不明な情報が多いですが）。この本では、そのような健康食品の情報を1つ増やしたいのではなく、

たとえ**同じものを食べるとしても、「いつ食べるか」という視点があるかないかで、**

将来の健康や日々のパフォーマンスには大きな差が出ますよ

というのを伝えるのが一番の目的です。

この「時間」の視点があれば、お腹いっぱいに食べても太りにくい食べ方もできますし、食事の量を減らすことなく、より健康な生活を送ることもできます。体内時計を意識して、ちょっとだけ賢く生活すれば、将来が変わるほどの良い効果が得られる可能性があるのです。

それでは、内容をご紹介しましょう。

本書の構成

第1章から第3章までは、時間栄養学（いつ食べるか？）に関する実践的な内容を中心に書いていますので、まずは、そこまで楽しみながら読んでください。続く第4章、第5章では、体内時計の基礎知識と、どうしてそのような現象が起こるのかという科学的な根拠について、ベースの知識がなくても読めるように平易に解説したつもりです。

ちょっと退屈だなと思う人は、図だけを流し読みするだけでもエッセンスが伝わると思います。第6章では、体内時計に関する実用的な話題に戻り、最終の第7章は、超実践編として、生活リズムを実際に「見える化」してコントロールする方法を紹介しています。

また、体内時計との関りが深い「インターミッテントファスティング（断食）」と「睡眠」については、特別章①、②として、個々にまとめました。

一般読者（サラリーマン、主婦、学生、定年後の趣味の読者など）を想定して書いていますが、学生さんや他分野の研究者にとって「時間栄養学の入門書（教科書）」としても利用できるように、出展元（参考文献）がわかるようにしてあります。さらに、栄養士さんや学校の先生などは、指導に使える資料や参考情報も欲しいところだと思いますので、巻末の付録に、資料編として、まとめて情報を掲載しました。

2019年1月　大池秀明

『人生を変える最強の食事習慣―『時間栄養学』で「健康」「成功」を手に入れる』目次

第2章　「朝食」が人生の分岐点

特別章① 体内時計と代謝をリセットする食事法「インターミッテントファスティング」

第4章 「体内時計」って何者？

第5章 不調の原因は「時差」にある

特別章② 睡眠と体内時計

第6章 体内時計コントロールのポテンシャルは無限大

第7章 超実践編：自分のリズムを測ろう

終わりに

第1章

「食べる時間」だけで体重は変わる

もはや栄養学の常識は通用しない

「**時間栄養学**」という言葉を聞いたことがありますか?

同じカロリーの食事でも、食べる時刻が違うだけで、栄養効果は変わってきます。これだと、従来の1日あたりの摂取量で考える栄養学では説明しきれないことが出てきます。そこで、体内時計の概念を取り入れた「時間栄養学」という新しい学問が生まれました。すると、これまでの常識をくつがえすような事実がいろいろとわかってきたのです。

肥満はカロリーでは決まらない

体重コントロールの基本はカロリー計算だと考えている人が多いと思います。

病院でも学校でも、社員食堂でも、栄養士さんがカロリーを計算し、1日の摂取カロリーは○○キロカロリーに抑えましょうという食事指導が定番です。

カロリーは数値として「見える化」できますので、わかりやすいのは確かです。コンビニやスーパーで買うお弁当や加工品、お菓子などにもカロリーが表示されています。

自分がどれだけのカロリーを摂取したのか管理できるという点では非常に優れていま

す。しかし、実際の体重や肥満というのはカロリー摂取量だけでは決まりません。

その、わかりやすい証拠を1つ挙げましょう。

国民健康・栄養調査から、日本人のカロリー摂取量の推移を過去40年間グラフにしました。

すると、右肩下がりになっているのがわかります**（図1-1左上）**。

一方で、肥満者の割合を見ると、男性で右肩上がりになっています**（図1-1左下）**。

つまり、**カロリー摂取量と肥満は明らかに相関していない**というか、むしろ逆相関しているくらいです。ちなみに、女性については、肥満者の割合はこの40年間、ほぼ横ばい状態です。美意識の高さの反映かもしれませんね。

これが意味するのは、（男性の）肥満が増えている原因は、カロリー摂取量ではなく、別にあるということです。

図1-1　メタボが増える原因はカロリー摂取量ではない

- ✓ 日本人のカロリー摂取量は年々減っている
- ✓ しかし肥満は増え、朝食欠食者、夕食遅延者も増えている（とくに男性）

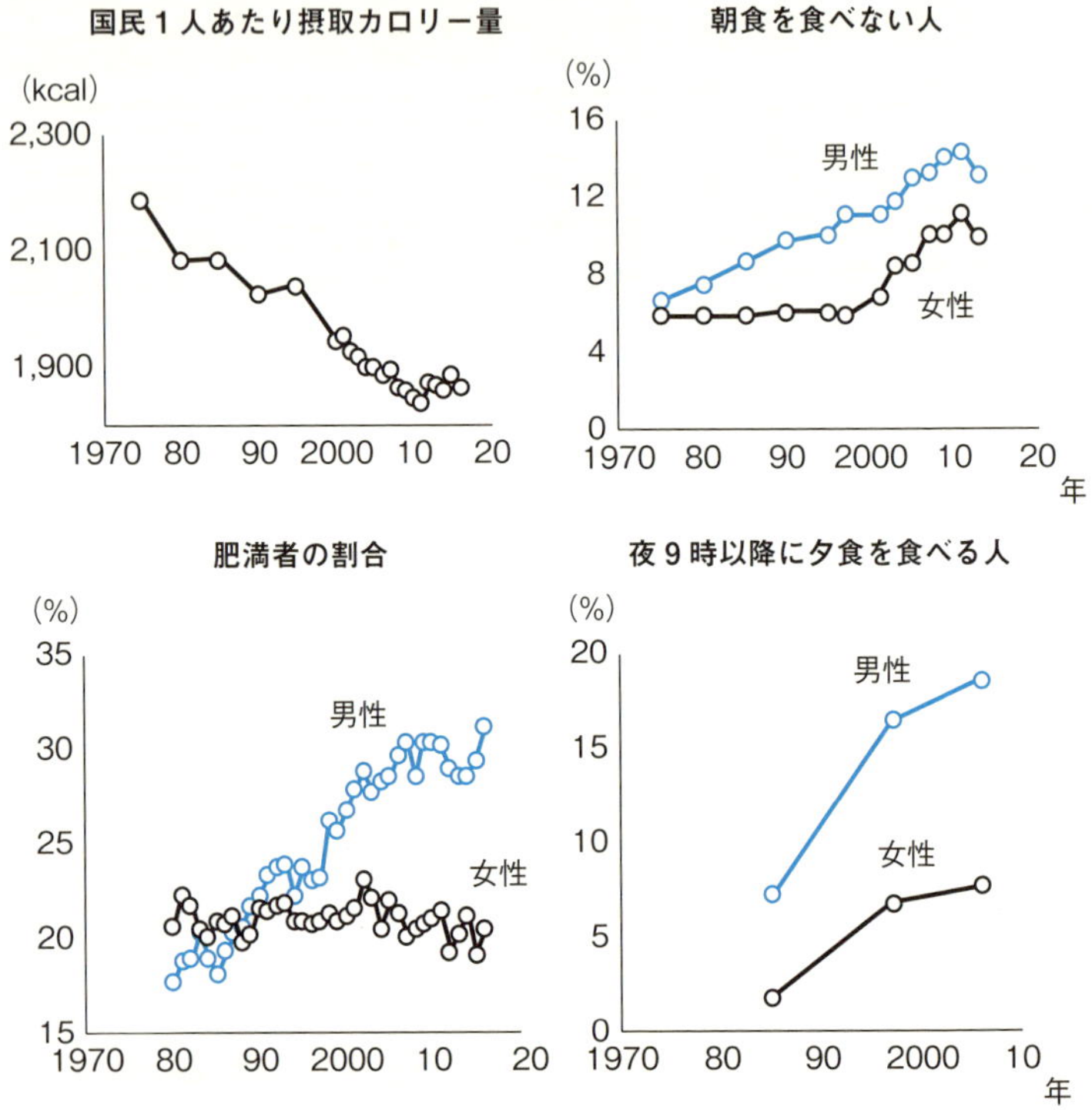

厚生労働省「国民健康・栄養調査」より

解説：カロリー

カロリーというのは、栄養素を利用（燃焼）したときに得られる熱量のことです。炭水化物1グラムで4キロカロリー、タンパク質1グラムで4キロカロリー、脂質1グラムで9キロカロリーになります。つまり、食べ物の栄養素の内訳がわかっていれば、カロリーは単純に計算することができます。また、食品中の脂質の割合が増えるほど、高カロリー食品（重量あたりのカロリーが高い食品）ということになります。

ただし、身体の満足度も、高カロリー食品の方が高くなっていますので、基本的には、同じくらいのカロリーを摂取したところで満足します。注意点としては、高カロリー食品は重量が少ないので、満腹になる前に食べ過ぎてしまったり、嗜好性の高さから、やみつきになってしまったりしますので、結果的にカロリーオーバーになりやすいというところです。

それでは今度は、動物実験の例を示しましょう。ネズミを2グループに分けて、片方のグループには普通の餌を与え、もう一方のグループには高カロリー（高脂肪）の餌を与えます（**図1-2①**）。餌は減ってきたら補充

図 1-2　マウスは同じカロリーの餌を食べているのに、食べる時間で体重が違う

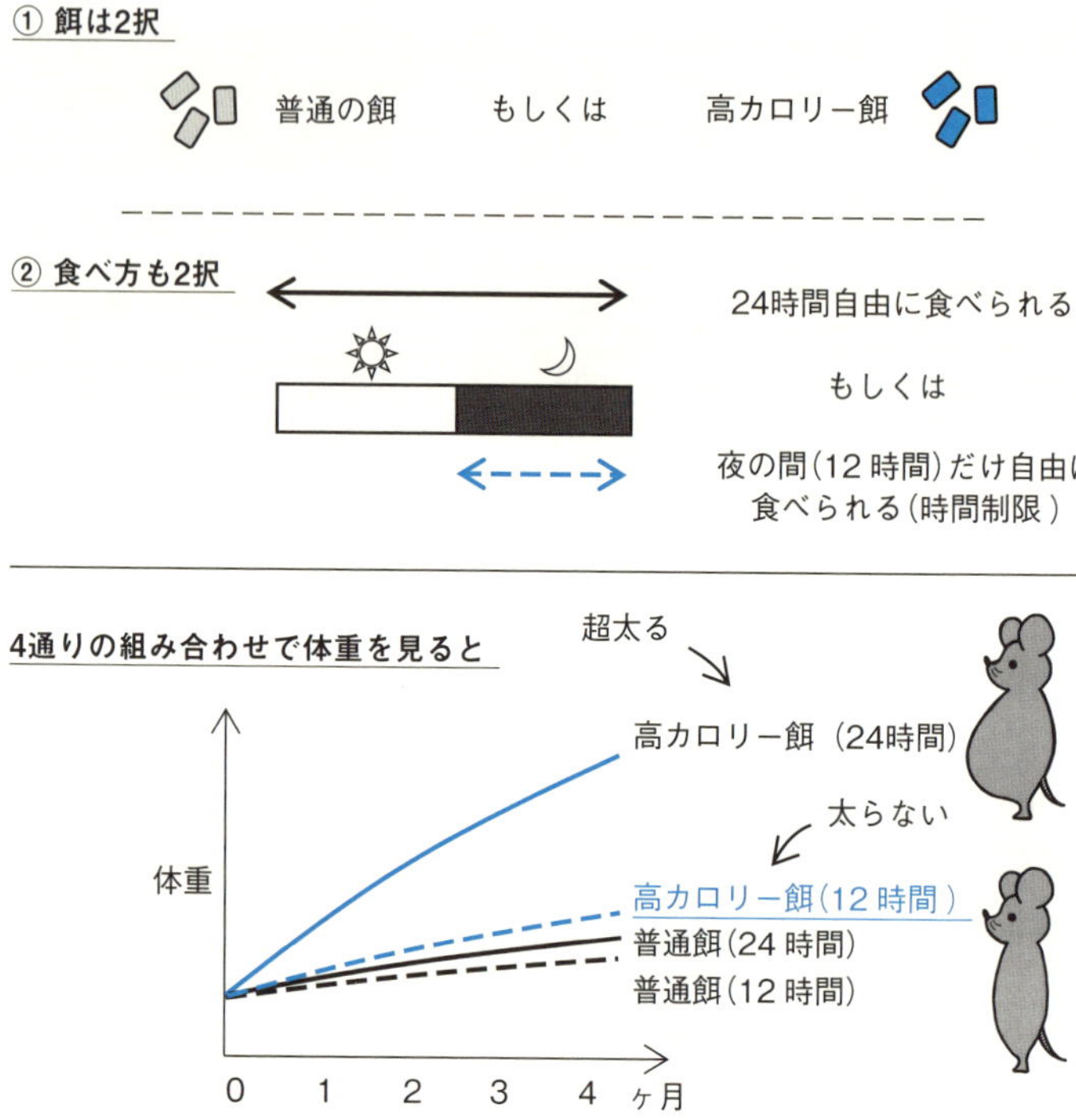

✓　1日に食べている総カロリー量はいずれの群も同じ

✓　高カロリー餌の24時間ダラダラ食べのみ圧倒的に太る

文献［1、2］を元に作成

し、24時間いつでも食べられる状態にしておきます。

この状態で数週間飼育しますと、高脂肪食を与えたネズミの方が体重が重くなります。さらに数か月間続けると、高脂肪食のグループは明らかな肥満となり、そのうち高脂血症や糖尿病などを発症して早死にしてしまいます。

ここでポイントとなるのは、ネズミが食べたカロリーです。

じつは、ネズミに普通食を与えても、高カロリー食を与えても、1日あたりに食べるカロリーは基本的に変わりません。だいたい同じカロリーを摂取したところで食事をやめるので、高カロリー食だから沢山摂取するということはありません。つまり、食事の重量ではなく、必要なカロリー量を摂ったところで、自然に食べ終えるようになっています。

ということは、**摂取カロリーを同じにそろえても、高脂肪食を食べさせると太ってしまう**ということなのです。それはなぜなのでしょうか。

ここでもう1つ別の実験を紹介しましょう。ネズミを2つのグループに分け、今度は両方とも高脂肪食を与えます。ただし、片方のグループは24時間いつでも食べられるようにしておき、もう片方のグループは、活動期の12時間だけしか餌を食べられないようにセットします（図1-2②）[1, 2]。

マウスは夜行性動物ですので、昼間の明るい時間に寝て、夜の暗い時間に活動します。マウスの飼育室は、通常、朝から夕方までの12時間は明かりをつけて昼間の状態にしておき、夕方から翌朝までの12時間は明かりを消して夜の状態にします。活動期の12時間だけ餌を与えるグループは、夜の12時間だけ餌箱が出てきて、いつでも餌を好きなだけ食べられるようになっています。ただし、朝になったら餌箱は片付けられてしまうということです。

数日間この条件で飼育すると、半数のマウスは昼間の時間帯は餌が食べられないことを学習しますので、夜の12時間に1日に必要な餌を食べるようになります。そうすると、2グループとも1日あたりの食事量が同じくらいにそろいます。この状態で数週間飼育するとどうなるでしょうか。

驚くことに、この2つのグループは、**同じ餌を、同じ量食べているにもかかわらず、体重が全然違う**結果となります**（図1-2下）**。

24時間いつでも餌を食べられるグループは、①の実験と同様にどんどん太りますが、夜の12時間だけで1日分の食事をしたグループは、ほとんど肥満になりません。実際に3カ月後に血液検査を実施すると、24時間摂食のグループは高脂血症や高血糖になっていて、どんどんと糖尿病に近づいていています。一方で、12時間摂食のグループは普通食を食べている健康なグループと遜色ない健康な結果となります。

これらの2つの実験からわかることは、

- **たとえ同じカロリーの食事をしても、食べるもの（栄養組成）が異なれば、体重は変わる**
- **たとえ同じものを同じカロリー（同量）食べても、食べる時間が異なれば、体重は変わる**

ということです。

どうですか。体重は、カロリー摂取量だけで決まるものではないのです。カロリーだけ計算してダイエットするというのは、考え直す必要がありそうです。

時差ぼけは太る

食べる時刻によって体重への効果が異なることを、さらなる実験の結果から紐解いてみましょう。

マウスを2つのグループに分けて、1つのグループは通常の飼育棚で12時間の昼と12時間の夜で飼育します。もう一方のグループも同様に12時間ずつの昼と夜ですが、週2回、照明の切り替え時刻を6時間ずつ前にずらしていきます。つまり、週2回ずつ飛行機に乗って、2週間かけて世界1周旅行（東回り）をさせるような時差のある条件です[3]。

マウスは、光の時刻情報に合わせて生活しようとしますので、時差グループは、週2回6時間ずつ活動時間帯を前進させようとします。しかし、週に2回も時差のある旅行に出かけては、生活パターンが安定しません。とくに、食事をするタイミングは、不規則なパターンになってしまいます。

図1-3 マウスは時差のある飼育環境にするだけで太る

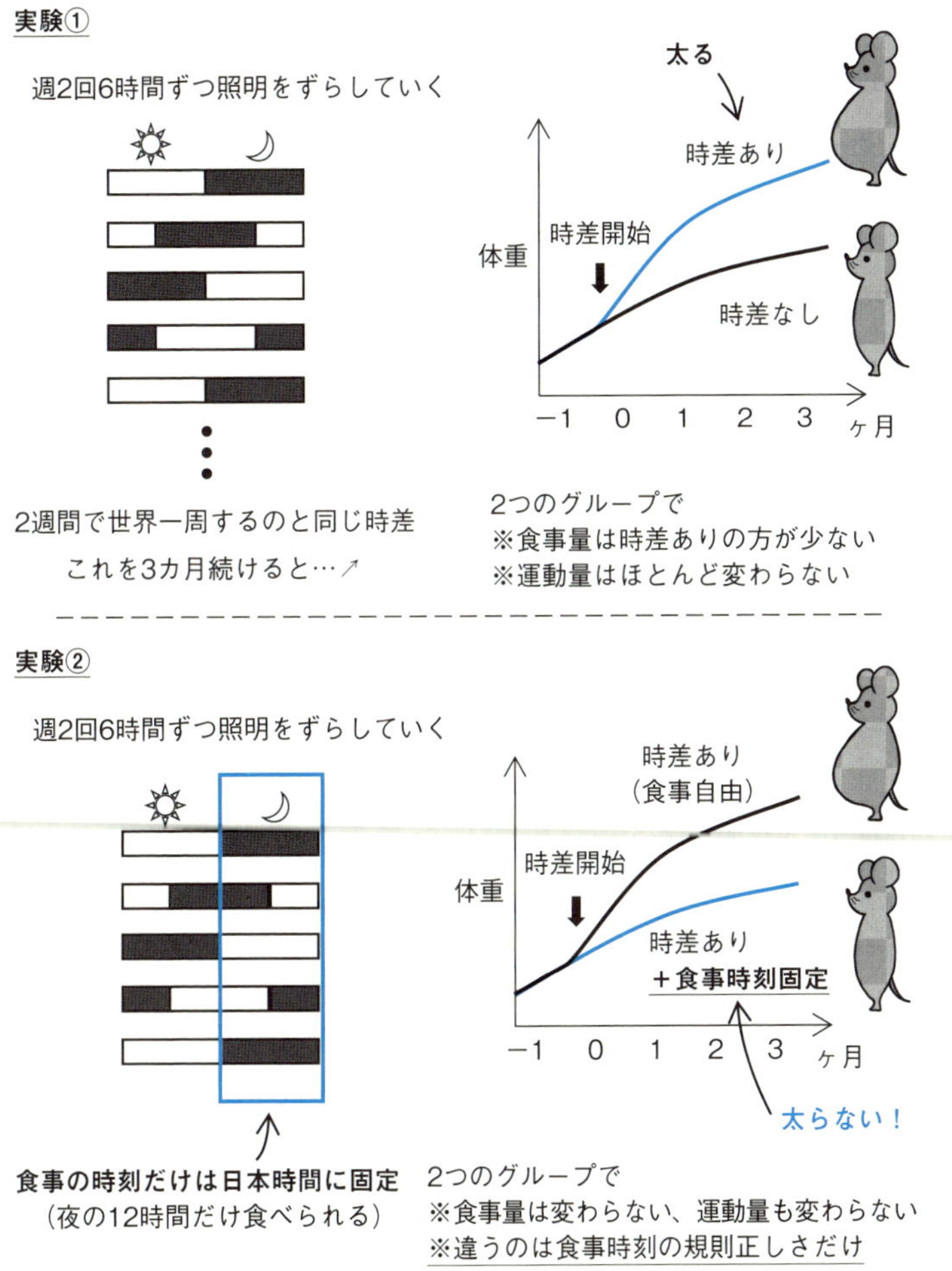

文献［3］のデータを元に作成

この時差状態を数週間続けていると、マウスは太り始めます（**図1-3①**）。

マウスの活動量を測定すると、若干、時差環境で少なくなりますが、誤差範囲程度の、わずかな差です。一方で、食事の量はというと、明暗サイクルをずっと固定していた通常グループと比較して、時差グループでは食べる量が減っていました。

つまり、**時差条件では、運動量はほとんど変わらず、食事量が減っているのに、体重は増えていた**ということです。

じつは、この実験にはもう1グループ作っていて、この時差ぼけの光環境を2グループにしていました。

片方のグループは24時間いつでも好きなときに好きなだけ食事を食べられるようにしていたのですが、もう片方のグループは19時から翌朝7時までの12時間のみに食事を食べられるように設定してあります（**図1-3②**）。

これは、光のリズムは世界1周旅行をし続けていますが、食事のリズムはずっと日本の夜の時刻にセットしている想定です。

面白いことに、この食事時刻を固定したグループでは、時差ぼけによる肥満が完全に抑えられたのです。

つまり、時差条件にした2グループで、

- **食事時刻を自由にした（時差に応じて食事リズムが乱れた）グループは太った**
- **食事時刻を規則正しく固定したグループは太らなかった**
- **食事量と運動量は、2つのグループでまったく変わらなかった**

この結果を受けて、最初の高脂肪食と普通食で体重の増加を比較した実験を見返してみると、さらに面白いことがわかります。

ネズミは夜行性ですから、普通食を24時間いつでも食べられる状態にしておくと、ほとんどの食事（全体の食事量の8割くらい）は夜に食べます。

一方で、高脂肪食を24時間与えておくと、夜に食べる餌の割合が減って、昼間に食べる割合が1割ほど増えます（**図1-4**）[4]。

図1-4　高カロリー食は、マウスの食習慣を変えてしまう

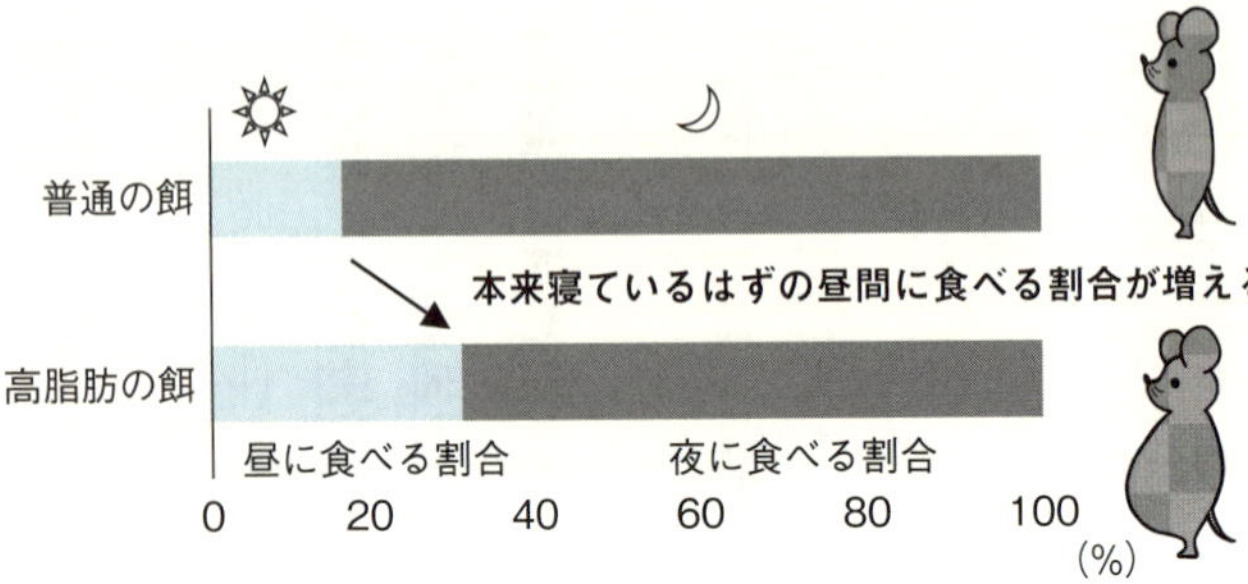

文献［4］のデータを元に作成

ここでピンときた人もいると思います。最初の実験**（図1-2）**で、高脂肪食を12時間に制限して食べさせたグループでは、ネズミはほとんど太りませんでした。一方で、24時間食べていたグループは、同じ量なのにすごく太ったわけです。つまり、高脂肪食を食べて太ったのは、食べる時間帯が変わって24時間だらだら食いになったから、というのが一因ではないかということなのです。

つまり、**食べたカロリーではなく、「いつ食べたのか」、それが体重を決める主要因となっている**、ということなのです。

そうは言っても「ネズミの実験でしょ」という声が聞こえてきそうですので、ヒトのデータも見てみましょう。

まずは先ほどのネズミの時差ぼけ実験と似たような生活パターンの人たちがいます。シフトワーカーですね。病院の看護師さんや工場勤務の人では、二交代制、あるいは三交代制といった勤務体系をしており、昼間に働いている日と、夜に働いている日があります。このような働き方が体重（肥満）に与える影響を調べた論文がけっこう沢山あります。

さらに、このような研究論文を根こそぎ集めてきて、まとめて解析している論文があります。こういう解析手法をメタアナリシスと呼びます。多くの研究を通して、どのような結果が一致しているのか、という共通の結論が見えてきますので、信頼性の高い結論がえられるとされています。

そのシフトワークについてメタアナリシスをした論文の結論を見てみると、

「シフトワークと体重増加には強い関連がある」[5]

と書かれています。

つまり、シフトワークをすると体重が増加しやすくなるということが結論づけられており、先ほどのマウスの実験と同じことがヒトでも起こっていることがわかります。

やっぱり夜食は太る

今度は、朝食と夕食の違いについて見てみましょう。

ちょっと体重が重い人を集めてきて、ダイエット（減量）の実験をしてもらいます。いつも食べている量よりも食事を減らす実験ですが、2グループに分けて、朝食から食事量を減らすグループと夕食から食事量を減らすグループを作ります。1日当たりの総摂取カロリーはそろえます。

これで数週間の実験をしてもらうと、**夕食量を減らしたグループの方が、体重が沢山減る結果となります**。[6]

これは何となく聞いたことがあるという人が多いと思います。やはり、体重は食事の摂取カロリーだけではなく、食べる時刻が重要であるという典型的な実験例です。

今度は、多くの人にアンケートを取って、朝・昼・晩のどの食事で多くのカロリーを摂取しているのかというのと、体重の関係を調べた研究についてです。[7]

中身を見ると、「**1日の中で、昼ごはんに食べるカロリーが最も多いという人たちは、晩ごはんが最も多いという人たちよりも痩せている**」と報告されています。

さらに、別の調査研究では、「**朝ごはんを食べない人に肥満者が多い**」ことや、「**夜食を食べる人に肥満者が多い**」ということが複数報告されています。[8-10]

これらをまとめると、仮に**同じカロリーを摂取したとしても、朝ごはんや昼ごはんは太りにくく、夕ごはんや夜食は太りやすい**ということがわかります。

じつはこれ、ネズミで実験しても、似たような結果になります。[11]

ネズミを2グループに分けて、片方のグループには昼間の12時間のみに食事を与え、もう片方のグループには夜の12時間のみに食事を与えます。

そうすると、昼間の明るい時間に食事をしたネズミの方が体重が増えます。食べる量は、基本的には増えません。マウスは夜行性ですから、ヒトで夜中に食べ物を食べている人たちが太るのと同じですね。

そしてもう1つ、名古屋大学の研究グループの報告で、ネズミを使って、食事時刻を遅らせたらどうなるかという実験です。[12]

ネズミを2グループに分け、どちらのグループも1日の中で12時間だけ餌を自由に食べられるようにします。1つ目のグループは、夜の12時間、そして2つ目のグループは、1つ目のグループよりも4時間遅いタイミングで餌が食べられるようにしています。

つまり、ヒトに当てはめると、朝7時から夕方7時までに食事を摂るグループと、昼の11時から夜の11時までの間に食事を摂るグループのようなイメージです（**図1-5**）。

すると、これを2週間行っただけで、食事を遅らせた2つ目のグループは、1つ目のグ

図1-5　朝食の開始時刻が遅れると太る

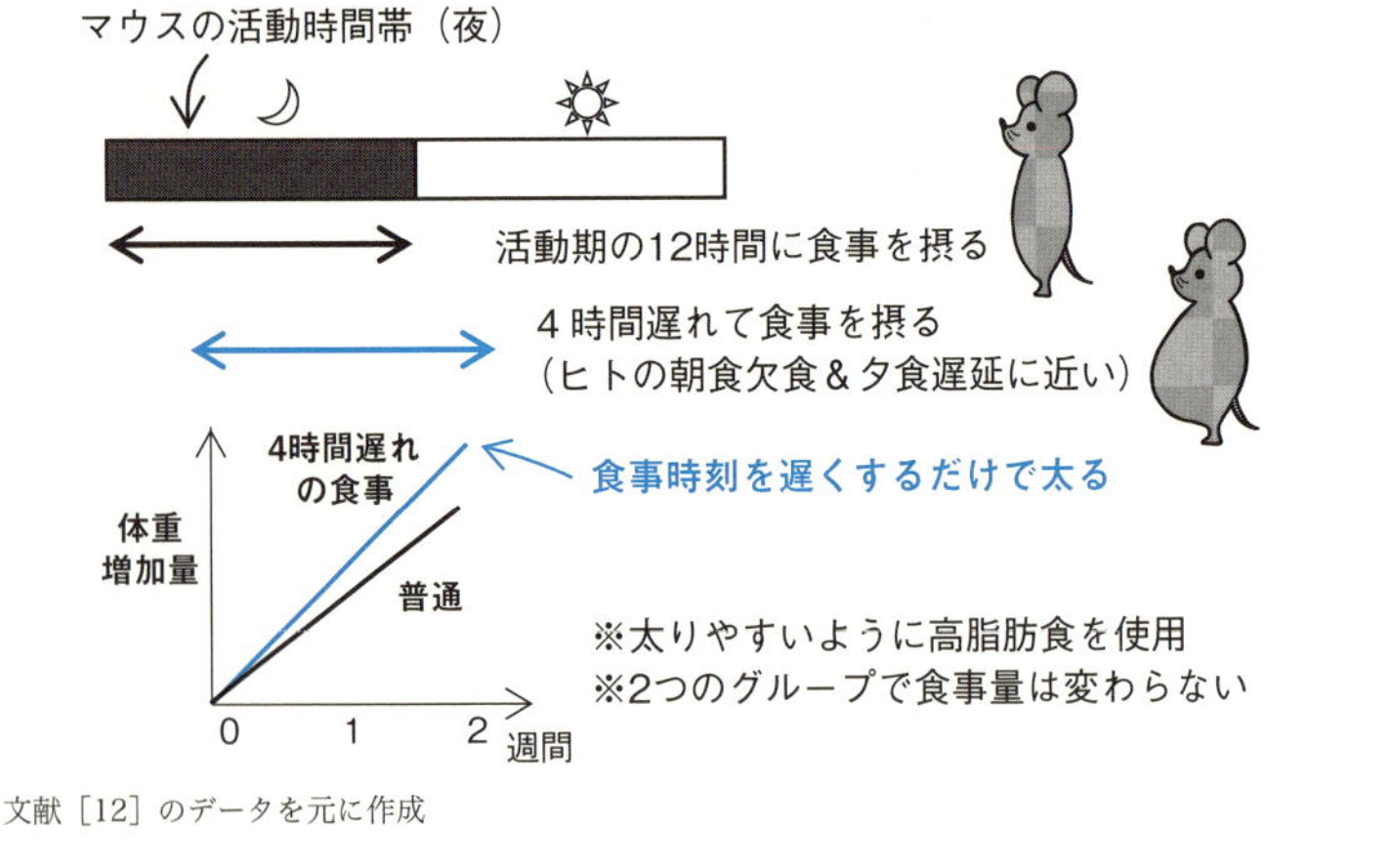

文献［12］のデータを元に作成

ループよりも体重が増加しており、その増加率は1割ほど大きくなっていました。

つまり、ヒトでもネズミでも、

- **食事時刻が不規則になると太りやすい**
- **本来、寝ているはずの時間帯（ヒトでは夜）に食事を摂ると太りやすい**
- **食事の時間帯が全体的に遅くなると、太りやすい**

ということになります。

夜の身体はカロリーを燃やしてくれない

それでは、なぜ、朝食よりも夕食の方が太りやすいのでしょうか。

まず、朝食のエネルギーは熱に変わりやすく、夕食のエネルギーはそれほど使われないということがわかっています。

フランスの研究グループから報告されたヒト実験のデータを**図1-6**に示します。[13]

食後のエネルギー消費量について、朝・昼・夕で比較すると、朝食後にはエネルギーの消費量が大きくなっていますが、夕食後にはほとんど上昇していません。昼食後は朝

図 1-6　朝食のカロリーは使われやすい

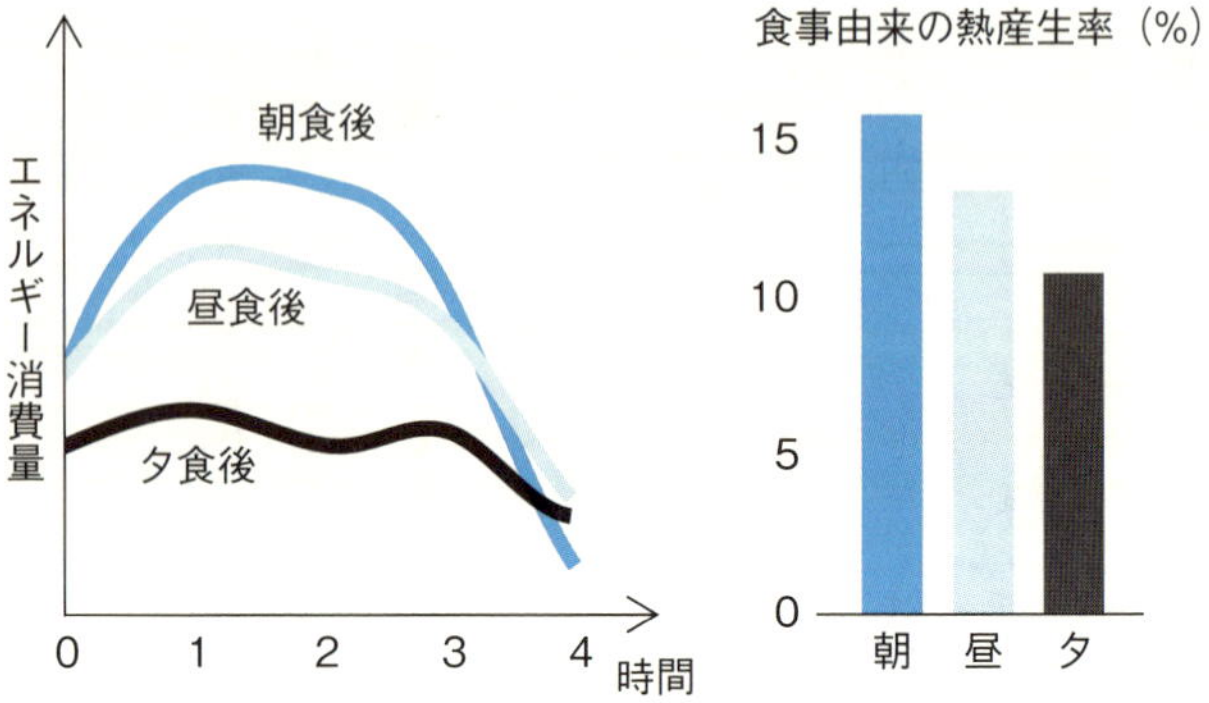

文献［13］のデータを元に作成

食ほどではないですが、やはりエネルギー消費量が上がっています。

そして、食事のカロリーのうち、どのくらいが熱産生に使われたのかが右のグラフです。やはり、朝食の方が熱に変換されている割合が多いことがわかります。

つまり、**朝ごはんや昼ごはんで食べたカロリーは、すぐに熱に変換されやすく、体温上昇やその後の身体活動で消費されやすい**ということです。

一方で、夕飯で摂ったカロリーは、その後の活動に使われにくく、貯蓄に回されてしまうということなのです。つまり、脂肪として身についてしまうということになります。

2015年にハーバード大学で行われた研究でも、同様の効果が再現されています。[14] また、この論文では、**朝・昼・夕の食後の熱産生量の違いは、直前の生活リズムに依存しているのではなく、体内時計に依存している**ということが報告されています。

これが何を意味するかと言うと、突然、生活の昼と夜を入れ替えても、身体はすぐに応じられないということです。日ごろの生活で、体内時計が朝だと認識している時間に朝食を食べることで、沢山の熱が作られる（エネルギーが消費される）ということになります。

先ほど出てきた、シフトワークが太りやすい生活であることも、ここに一因があるものと考えられます。

たとえば、夜勤の初日、夕方に食事をして、そこから1日の活動を始めるとします。前の日までは、体内時計が1日の終盤だと認識していた時間帯ですので、その日も同様に、食べたエネルギーの大半は、蓄えようとしてしまいます。実際に身体を動かしてもパフォーマンスはあまり上がりません。反対に、夜勤明けの朝に1日の最後の食事を摂った場合、体内時計は朝だと思っていますので、エネルギーを消費しようとします。

しかし、実際は、その後にすぐ寝てしまいますので、エネルギーが使われずに余ってしまいます。さらに、体温については体内時計のリズムで上げようとしている時間帯です。そこで眠っても体温はなかなか下がりきらないので、睡眠の質も低下するものと考えられます。

つまり、**体内時計と合っていない生活を送ることは、本来エネルギーを沢山消費してパフォーマンスを上げる時間を逃し、休息期に休息しきれないという状態を作ってしまう**のです。

体温は体内時計に従っている

ヒトの体温は1日を通して一定ではありません。体内時計に制御されて、24時間の中で1・0〜1・5℃程度の範囲で変動しています。

体温が活動している時間帯に高くて、眠っている時間帯に低いというのは何となく想像できると思います。ただし、食事、運動、睡眠の影響をなくした状態でどうなるのかというのをご存知の人は少ないと思います。

図 1-7　体内時計による深部体温の 24 時間リズム

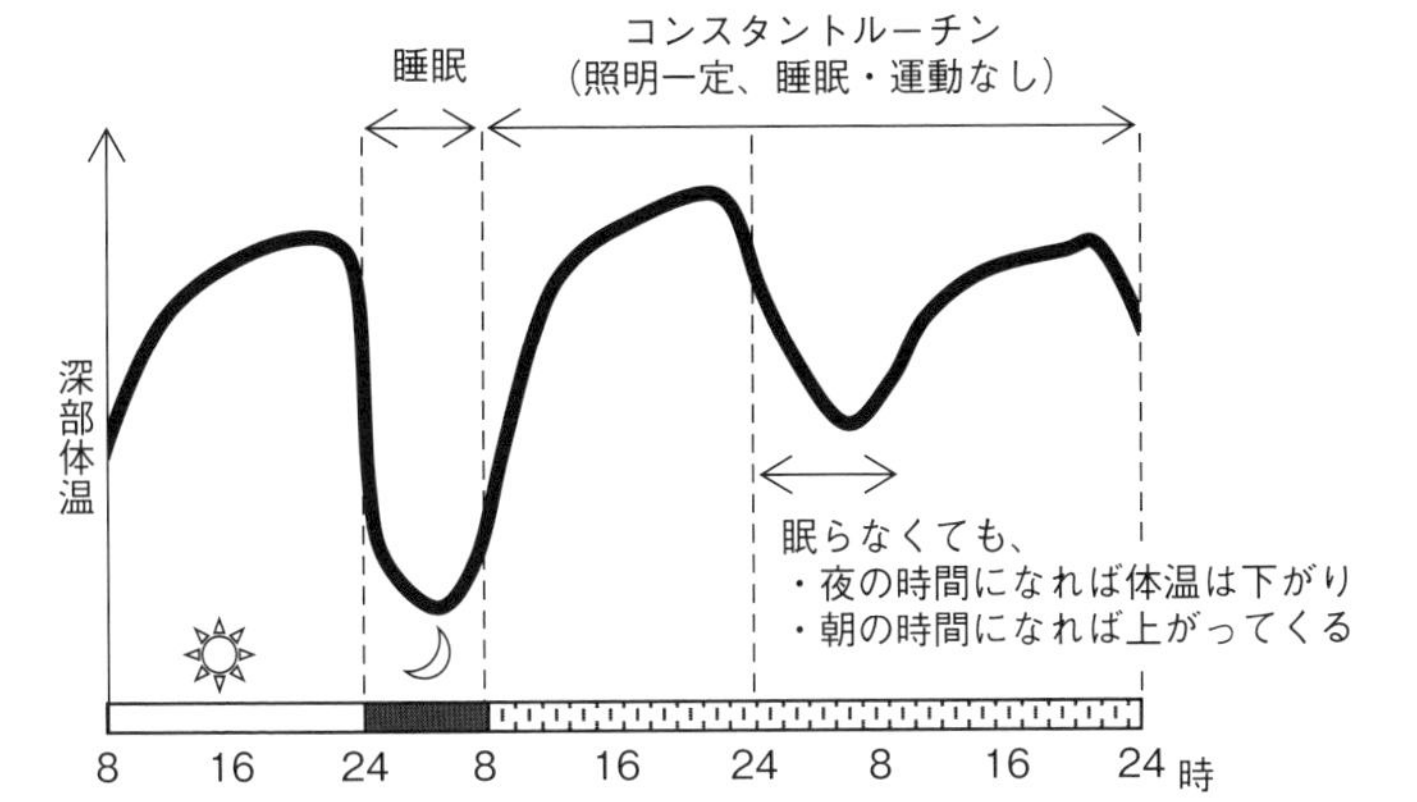

文献［15］のデータを元に作成

じつは、その状態でも体温は24時間のリズムで変動しています（**図1-7**）[15]。

これは、コンスタントルーチンという方法で計測した体温です。簡単に説明すると、リクライニングチェアに座ってもらい、36～48時間くらい過ごしてもらいます。睡眠は取らず（徹夜してもらう）、運動は禁止（トイレはＯＫ）で、食事も2時間おきなど定期的に少しずつ摂取してもらいます。

この状態で測った深部体温を見ると、睡眠を取らなくても、体内時計が本来眠る時間だと思っている時間に体温が下がり、起きる時間になれば体温が上がってくることがわかります。

ヒトの身体は、起きている眠っているに関わらず、昼と夜とで、活発な状態と低調な状態の24時間リズムが作られているということなのです。

基礎代謝にも24時間リズムがある

何もしなくても体温が勝手に24時間リズムで変動しているわけですから、運動とは関係のない基礎代謝量も24時間で変動しています。[16]

図1-8は、ヒトの安静時エネルギー消費量の日内変化を測定したものです。厳密には基礎代謝量と区別されますが、ほぼ基礎代謝量を反映した値になります。コンスタントルーチンのように食事や活動を制限して計測したとき（安静時）のエネルギー消費量です。

やはり、夜間にはエネルギー消費量が低下し、朝になると上がってくることがわかります。

安静時エネルギー消費量というのは、呼吸器、循環器、体温、脳活動などの基本的な身体活動を維持するために消費するエネルギーのことです。体内時計のリズムで、活動期に増え、休息期に下がるようになっています。

　このエネルギー量は意外と大きく、体重にも十分に影響すると考えられています。

　つまり、**生活リズムや食事リズムが、体内時計とずれると、基礎代謝量のコントロールと合わなくなるので、本来の活動期にパフォーマンスが上がらなくなり、体重が増えてしまう**のではないかということです。

現代人の肥満の原因は？

ここ10年くらいで、「メタボ」という言葉

図 1-8　体内時計による基礎代謝量の 24 時間リズム

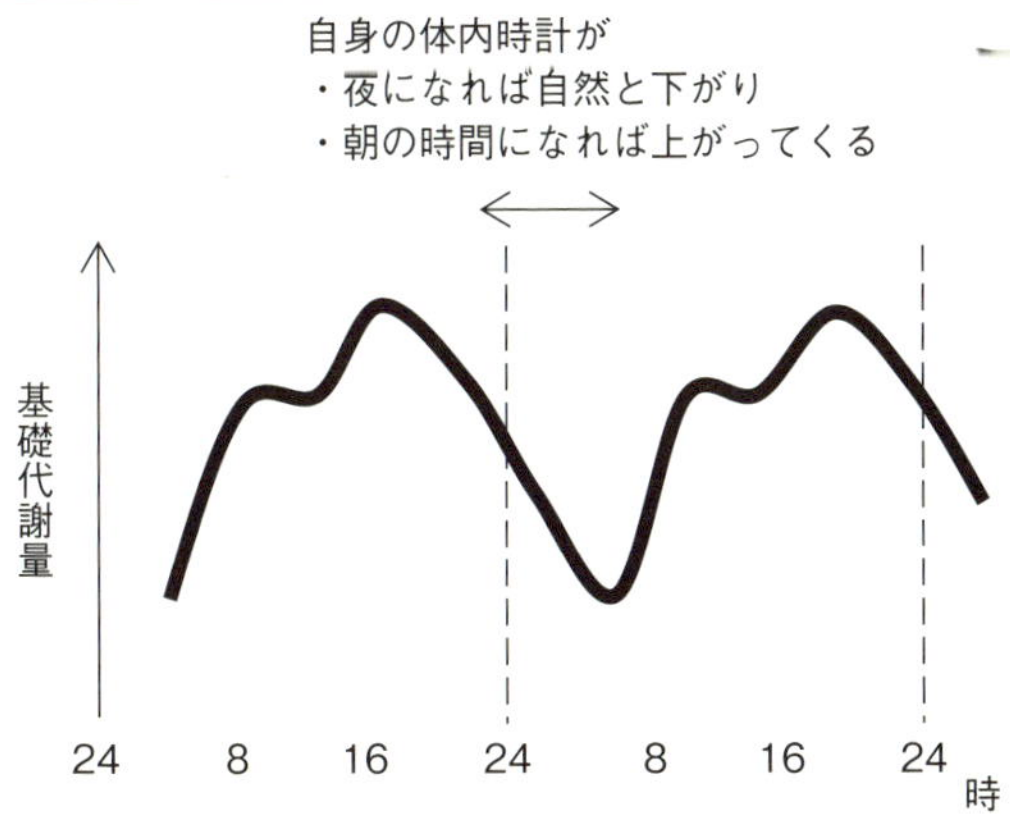

文献［16］のデータを元に作成

が一般にも浸透し、肥満が様々な生活習慣病を引き起こすという認識が広がりました。メタボにならないように、カロリーや脂質はほどほどに、というのは悪くないのですが、本当にそれだけが問題なのかというと、それはまた別の話です。

ここまで説明してきましたように、必ずしもカロリーの摂取量が肥満に直結しているわけではありません。

現代人の肥満の原因として、車の普及、運動不足、食事内容の欧米化（動物性脂肪の増加）などがよく言われています。それは否定しません。しかし、ここまでの話から考えてみると、「**食事をする時間帯が変わった**」ということも見過ごせない要因ではないかということです。

日本人の夕食開始時刻について見てみると、1985年（昭和60年）には夜9時以降に夕食を始める人は4・4％（男性7・3％、女性1・9％）しかいませんでした。それが、1997年（平成9年）には11・2％（男性16・5％、女性6・8％）に急上昇し、2006年（平成18年）には12・7％（男性18・6％、女性7・7％）になっています**（図**

1-1右下)。とくに、男性で夕食が遅い人は2割近くまで増えています。

また、朝食の欠食率についても、1975年(昭和50年)には男女ともに6%程度だったものが、2010年(平成22年)には男性で13・7%(女性10・3%)にまで増えています**(図1-1右上)**。

つまり、**食事をする時間帯が全体的に後ろにずれて夜型化しており、肥満と同様に、男性でより顕著になっている**のです。

この食事時刻の遅延がどうなるかは、先ほど、ネズミの実験で紹介しました。食事時刻を後ろに4時間ずらしただけでネズミは太りました。ヒトの疫学調査から、朝や昼の食事は太りにくいけれど、夕方や深夜の食事が太りやすいことも明らかになっています。食事時刻が後ろにずれるということが肥満の要因の1つになっていると考えて間違いないと思われます。

ちなみに、会社や学校の始業時刻は、昔も今もそれほど変わっていません。つまり、起きる時刻は遅くなっていないのに、食事の時刻だけが遅くなっているのです。**活動時刻に対して、食事の時刻が遅れる。これが太りやすい生活パターンの典型です**。詳しい理由は第5章で解説します。

この生活を長い間続けていると、文字通り、生活習慣病が待っていることになります。自分の食事時刻を意識するということは、長期的な健康を考える上では、非常に重要な問題なのです。

病気になる食生活リズム

朝ごはんを食べない人や夕食が遅い人は、ちょっと太りやすいというだけでなく、様々な病気のリスクが高くなっています。それをデータで見てみましょう。

スペインのマドリードで行われた研究です。40〜54歳の社会人4052人ついて、肥満や循環器疾患（心臓病や動脈硬化など）のリスクと朝食摂取の関係を調べています。[17]

以下の3つのグループに分けて、それぞれ比較しています。①朝食で1日のエネルギーの20％以上を摂取する人たち（朝食が多いグループ）②朝食で1日の5〜20％のエネルギーを摂取する人たち（朝食が少ないグループ）③朝食で1日の5％以下のエネルギーしか摂取しない人たち（朝食抜きグループ）。

すると、③の朝食抜きグループの人たちは、やはり、肥満と関連する血液検査の値が一番悪いことがわかります（**図1-9**）。

メタボリックシンドロームのリスクも最も高いと判定されています。面白いことに、朝食を食べている①と②のグループに関しては、しっかりと量を食べている①のグループの方がすべての値が良いことがわかります。

循環器疾患のリスクについても、まったく同様の傾向が出ています。

つまり、**朝食をしっかり摂っているグループ（①）は、肥満や循環器疾患のリスクが最も低く、朝食抜きのグループ（③）が最も高い**、ということです。

これらは相関関係ですので、朝食を食べているからこれらのリスクが下がっているの

図 1-9　朝食の摂取状況と健康診断結果

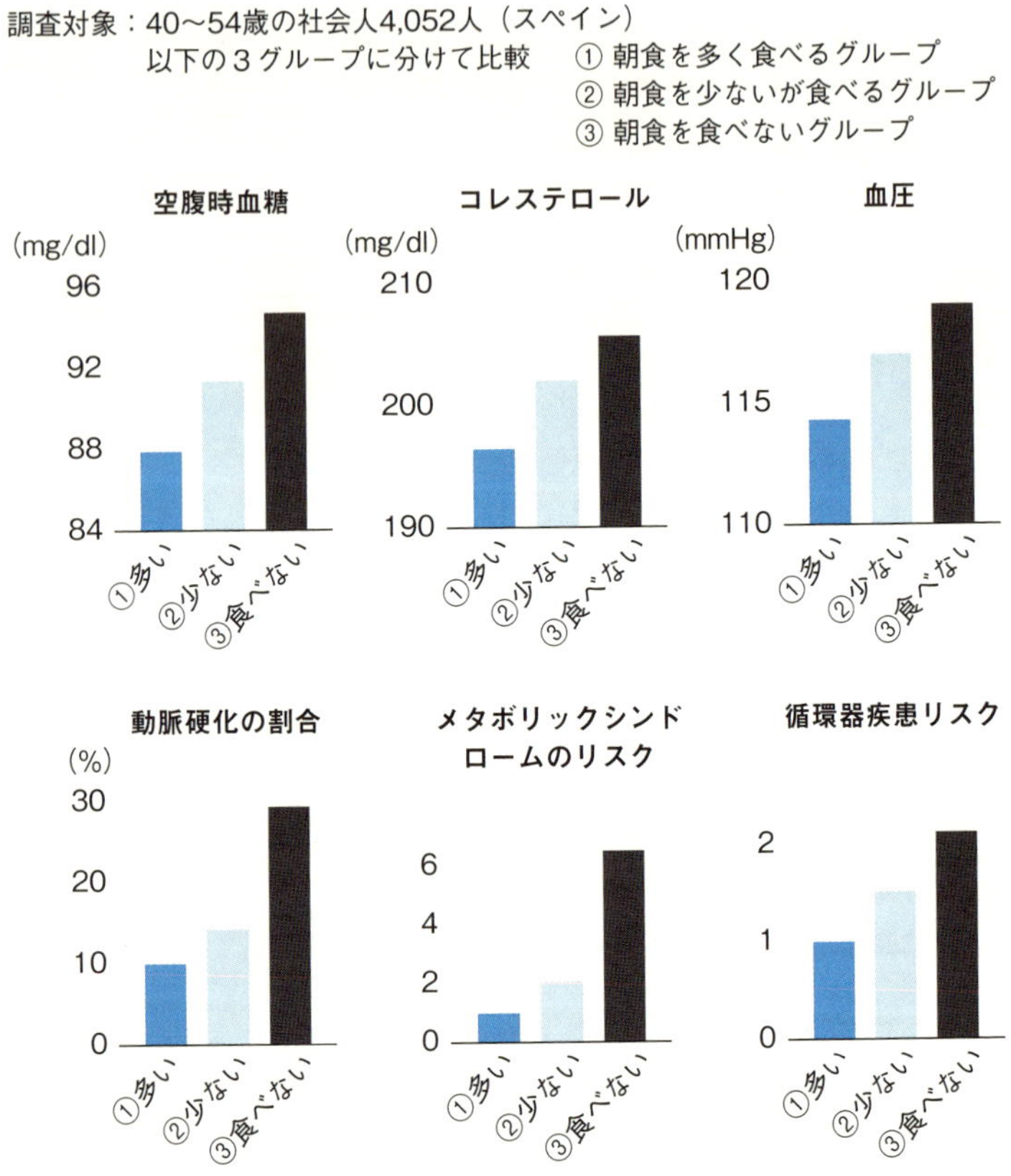

調査対象：40～54歳の社会人4,052人（スペイン）
以下の３グループに分けて比較
① 朝食を多く食べるグループ
② 朝食を少ないが食べるグループ
③ 朝食を食べないグループ

文献［17］のデータを元に作成

か、もともと太っている人がダイエットのために朝食を控えているのかまではわかりません。ただし、朝食を食べている①と②のグループを比較した場合に、量をしっかりと食べている①のグループの方が、すべてのリスクが低いことを考えると、朝食をしっかりと食べることで、生活習慣の改善も含めて、良い効果が現れているように感じます。

続いて、2018年に、中国の研究グループから、朝食摂取の有無と、肥満、糖尿病、高血圧、脂質異常症のリスクの関係について、過去の論文を総合的に調べた報告が発表されました。[18] 先ほど出てきたメタアナリシスと呼ばれるものです。

この報告では、医学生物学系の論文データベースから、44本の論文を集めています。それらのデータを統合し、6万5千件のケース事例、38万人のデータについて解析しています。

すると、**朝食欠食者では、肥満者の割合が54%、高血圧が7%、糖尿病が16%、脂質異常症が22%高い**ことが明らかとなりました（**図1-10**）。

さらに最近、食事時刻とがんに関する研究報告も出されました。[19]

以前から、体内時計の不調はがんを増やすという研究があり、ヒトの疫学調査からも、シフトワークは乳がん、前立腺がんのリスクを高めるという報告が複数なされています[20]。

そこで、フランスの研究チームが、昼間の仕事についている4万人以上の成人について、1日の食事パターンと乳がん、前立腺がんの関係を調べました。

すると、**夜9時半以降に夕飯を食べる人たちは、乳がんのリスクが1・5倍、前立腺がんのリスクが2・2倍に上昇する**ことが明らかになりました。遅い時間の食事は、シフトワークと類似した悪影響を及ぼしているのではないかということ

図1-10　朝食欠食によって疾患割合がどのくらい増えるか

調査対象：44本の論文（メタアナリシス）
65,233件、381,051人のデータ

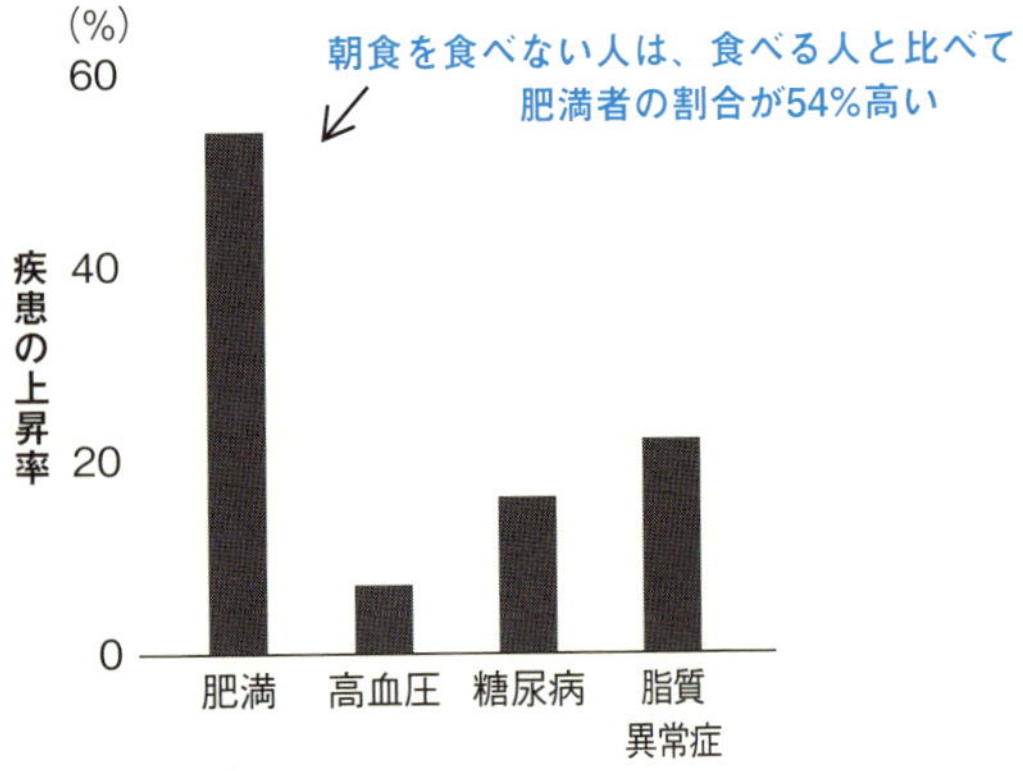

文献［18］のデータを元に作成

が示唆されています。

特定の病気のかかりやすさには民族性もありますので、日本人の結果も見てみましょう。城西大学の研究グループが中心となって行った調査です。[21]

20～75歳の男女約6万人について調べたところ、朝食欠食者が1万4千人（全体の23・1％）いました。その中の約半数の人は、夕食時刻の遅延とも相関しており、単純な朝食欠食というよりは、食生活リズム全体が夜型化している人たちになります。

その結果、**朝食欠食かつ夕食遅延の人たちで、肥満、メタボリックシンドローム、たんぱく尿（腎機能低下）のリスクが高い**ことがわかりました**（図1-11左）**。

さらに、朝食欠食者の割合と、夕食遅延者の割合をBMIを区切って見ています。すると、BMIが27以上のグループで、これらの食習慣者の割合が最も高くなっていることがわかります**（図1-11右）**。

とくに、夕食遅延者の割合についてはBMI（肥満）の増加に伴って綺麗に上昇していますので、**夕食の時刻が遅くなると肥満になる**というのは、やはり因果関係があるように思われます。

健康のために「**何を食べるか**」ということを気にしている人は多いと思います。しかしながら、食事内容が極端に偏っていない限り、「**いつ食べるか**」ということの方が、健康を大きく左右するファクターになっている、ということがおわかりいただけましたでしょうか。

図 1-11　朝食欠食＆夕食遅延による疾患割合の上昇

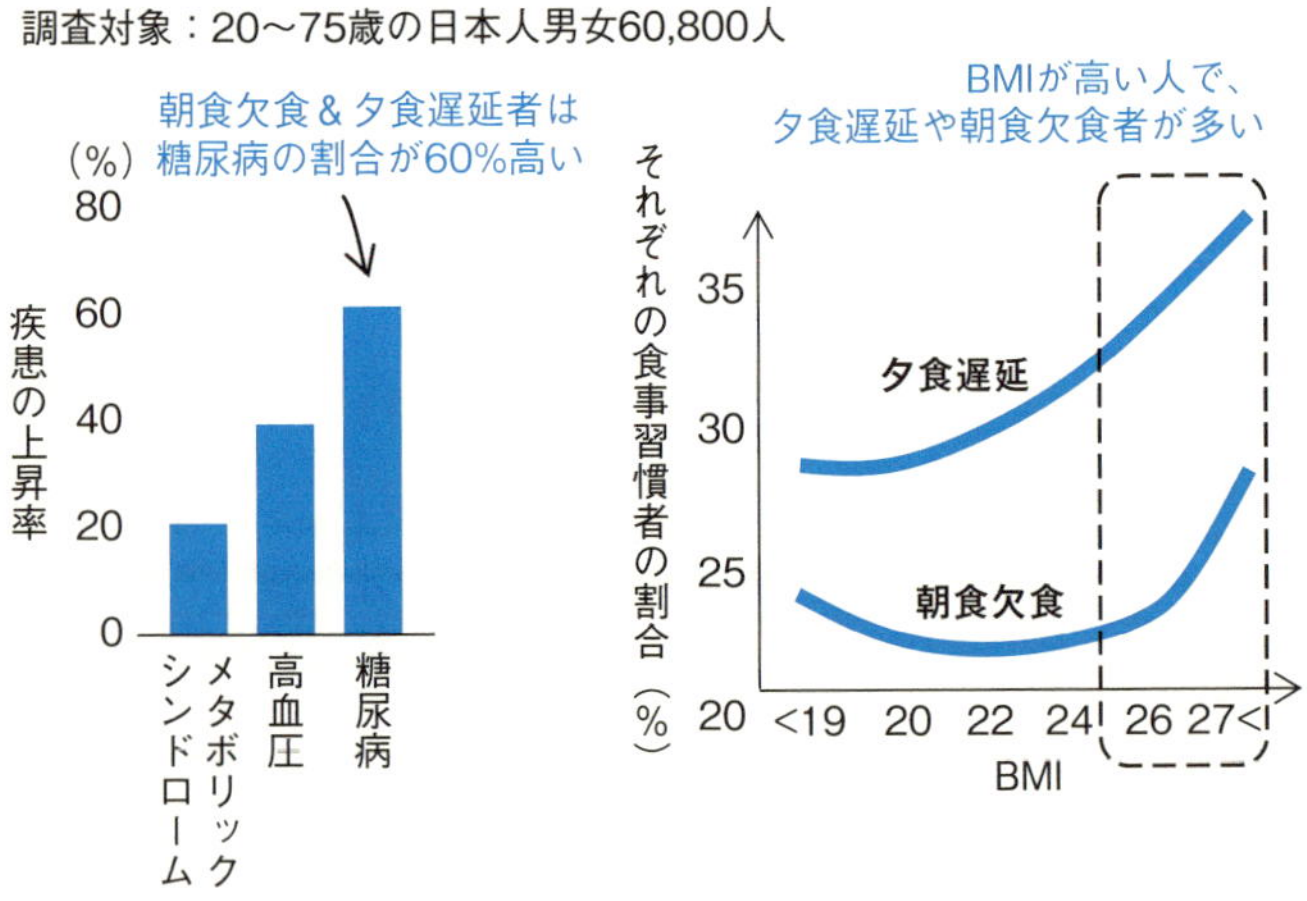

調査対象：20〜75歳の日本人男女60,800人

文献［21］のデータを元に作成

第2章

「朝食」が人生の分岐点

朝食は体内時計に朝の時刻情報を与え、活動を開始するための重要な合図となります。朝食を摂取している人としていない人とでは、最終的には、人生が変わるくらいパフォーマンスが違ってきますので、その内容について、紹介しましょう。

朝ごはんを食べない子供は成績が悪い

文科省では、毎年、小中学生の全国学力・学習状況調査を実施しています。また、学力の把握のみならず、生活習慣と学力の関係なども調査・分析しています。

平成30年度の結果について見てみましょう。ちなみに、データは国立教育政策研究所のホームページで公開されています（資料編にURLを掲載してあります）。

図2-1は小学校6年生の学力テストの結果と朝食の摂取頻度についてグラフにしたものです。

とても綺麗に相関していることがわかります。**毎日、朝ごはんを食べている児童の方が、明らかに成績が良い**ですね。この調査は、少なくとも10年以上前から実施されているようですが、どの年を見ても、同じ傾向になっています。また、中学生の調査でも、まったく同様の傾向となっています。

図 2-1　朝食摂取と学力の関係

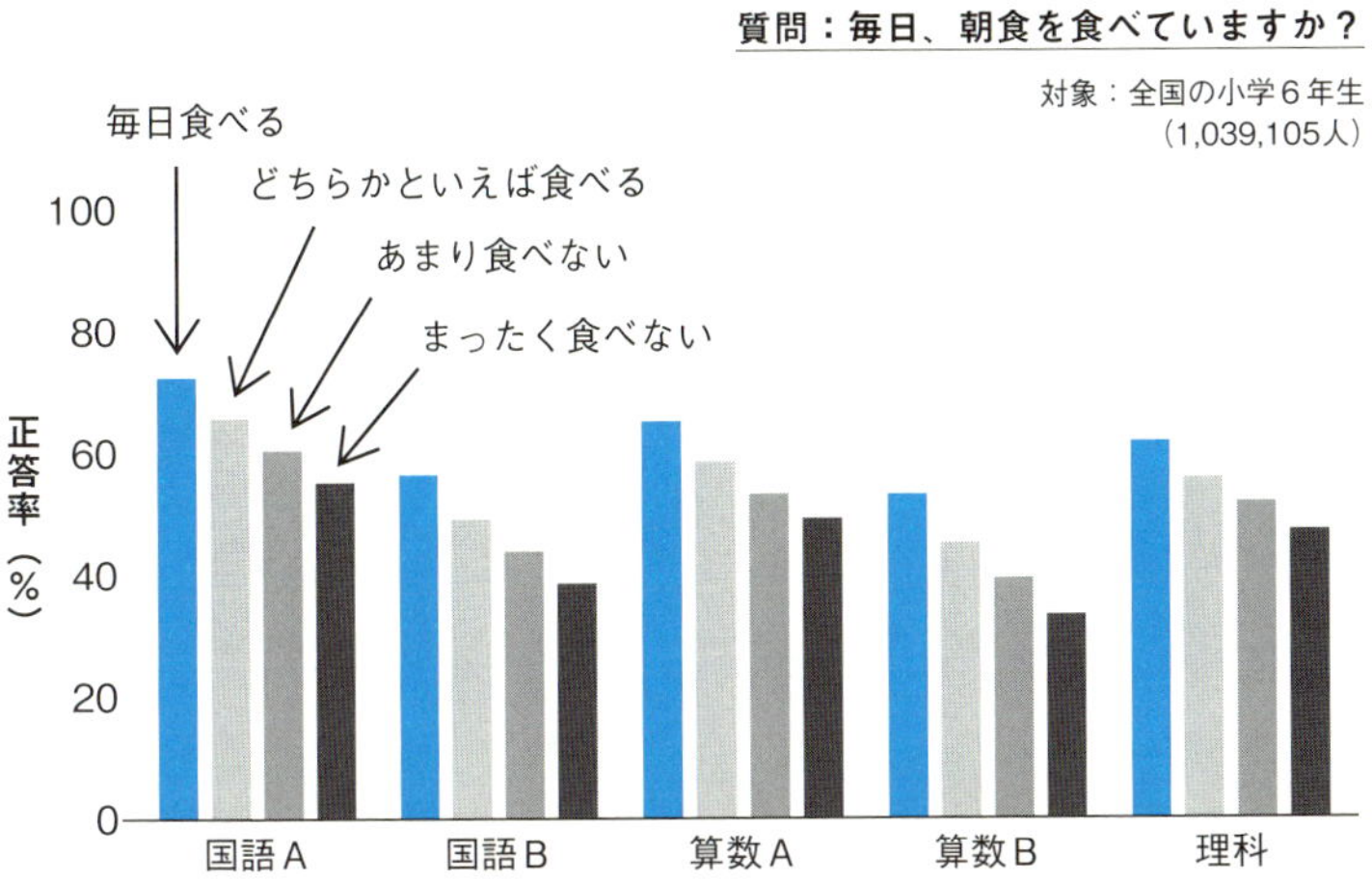

文部科学省「平成 30 年度 全国学力・学習状況調査」より

起床時刻と就寝時刻の規則正しさについても、同様に調査されていますので、こちらも見てみましょう。やはり、規則正しく起きている児童、規則正しく寝ている児童ほど成績が良いことがわかります**（図2-2）**。

朝食習慣だけでなく、規則正しい生活リズムというのが重要そうです。

あくまでもこれらの結果は、相関関係であり、因果関係を示しているわけではありません。毎日、朝ごはんを食べているから成績が上がるのか、それとも、規則正しい生活を徹底している家庭では、放課後や夜の家庭学習もしっかりと面倒をみているからかもし

図 2-2　起床・就寝時刻と学力の関係

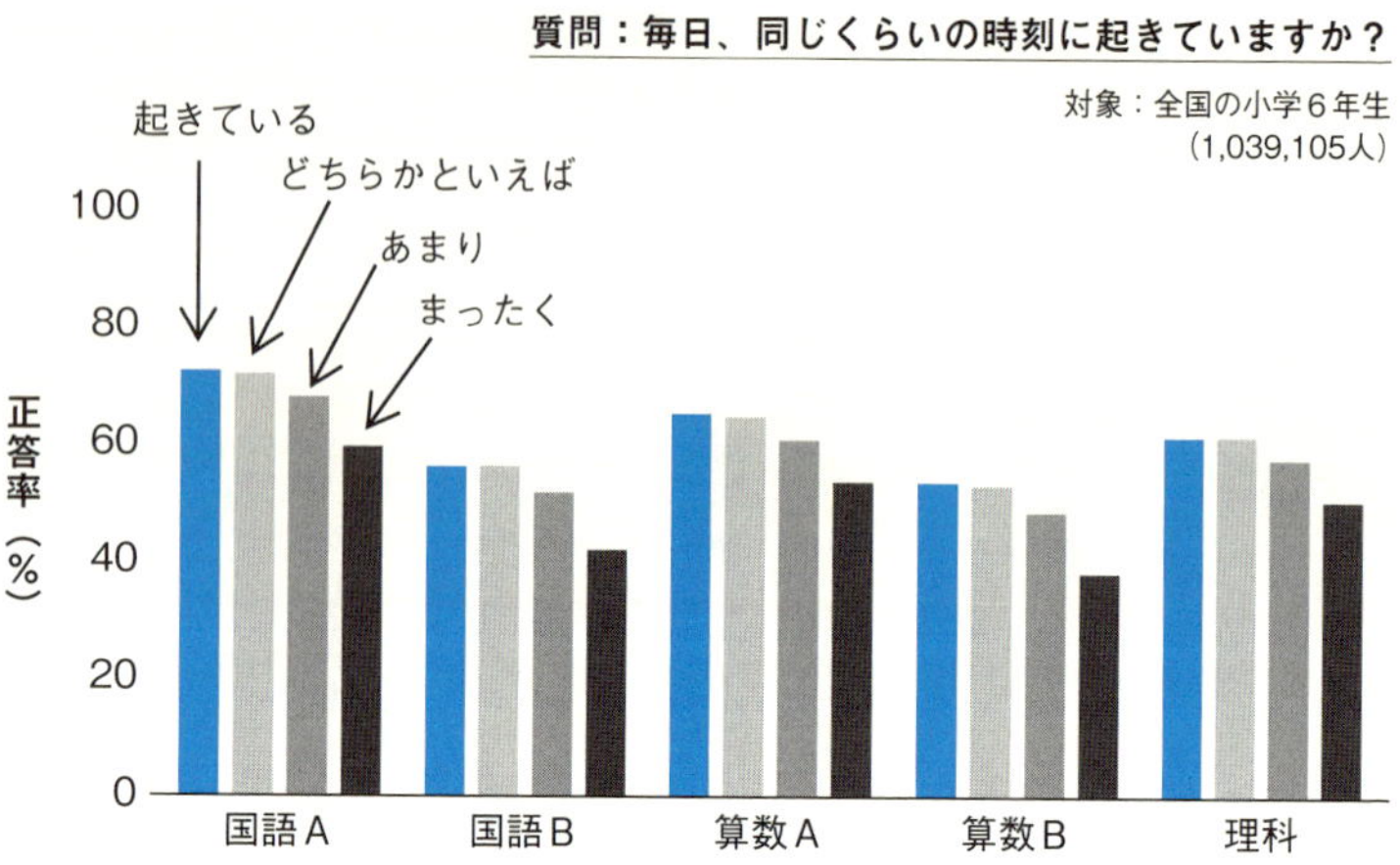

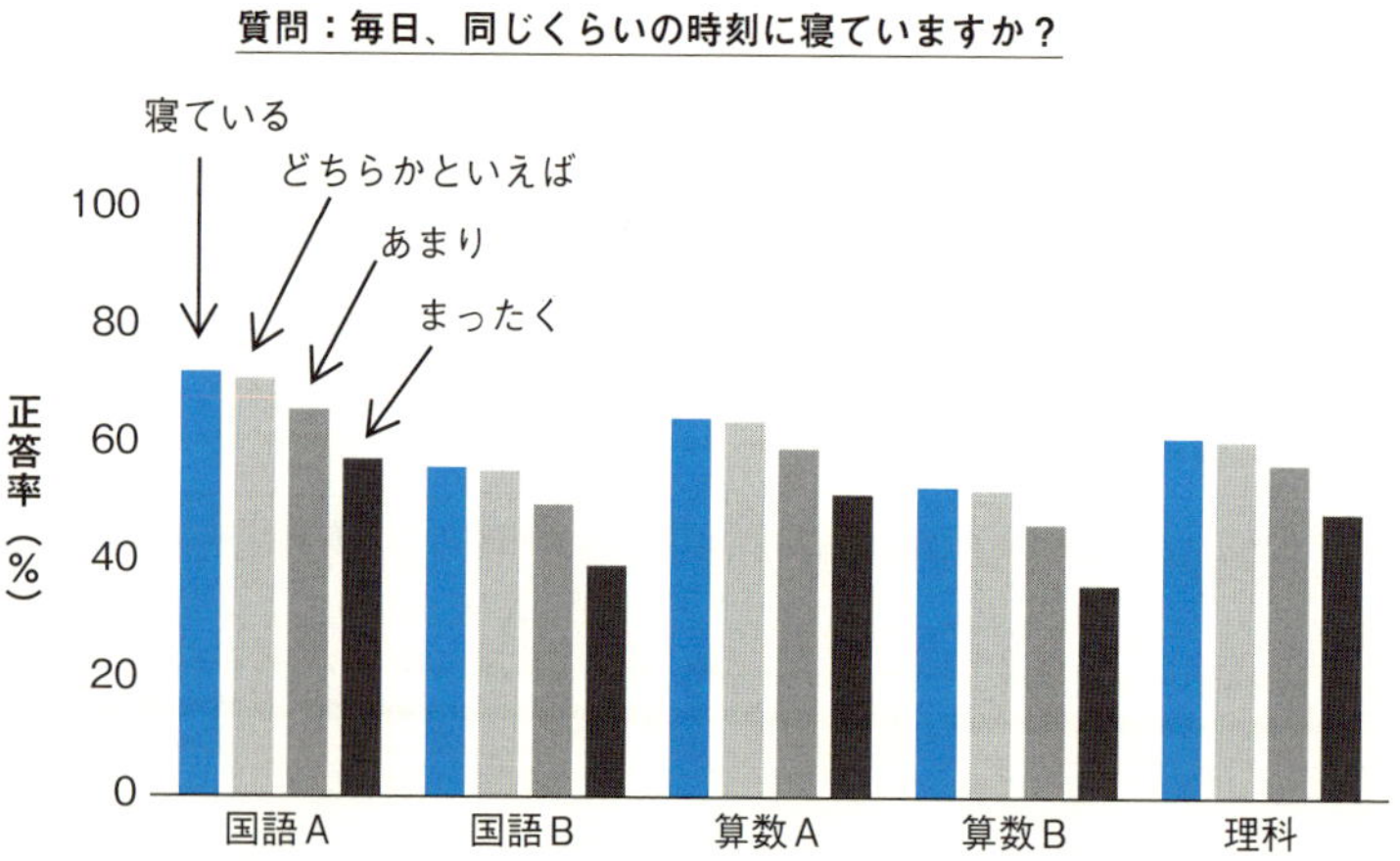

文部科学省「平成30年度 全国学力・学習状況調査」より

れません。いわゆる教育ママ（パパ）の成果が出ている可能性があります。

それでは、少し異なるテスト結果を見てみましょう。テストはテストでも体力テストです。こちらは、家庭学習の効果が反映されにくい気がしますね。

しかし、**体力テストの結果も、やはり朝食の摂取頻度と綺麗に相関しています（図2-3左上）**。

夕食についてもデータがあります。食べない日が多い児童ほど成績が悪くなっています**（図2-3右上）**。中学生についても、同様の調査が行われており、ここにグラフは示しませんが、小学生とまったく同じ傾向が示されています。

睡眠時間と体力テストの結果もあります。睡眠時間が9時間程度の児童で、最も成績が良くなっています**（図2-3下）**。睡眠時間が短くなると、点数が急激に下がっていますね。

生活リズムの影響が、これほどにも学力や体力に反映されていることからすると、家

図 2-3　食事習慣・睡眠と体力の関係

食事習慣と体力テスト

対象：全国の小学５年生（1,063,693人）

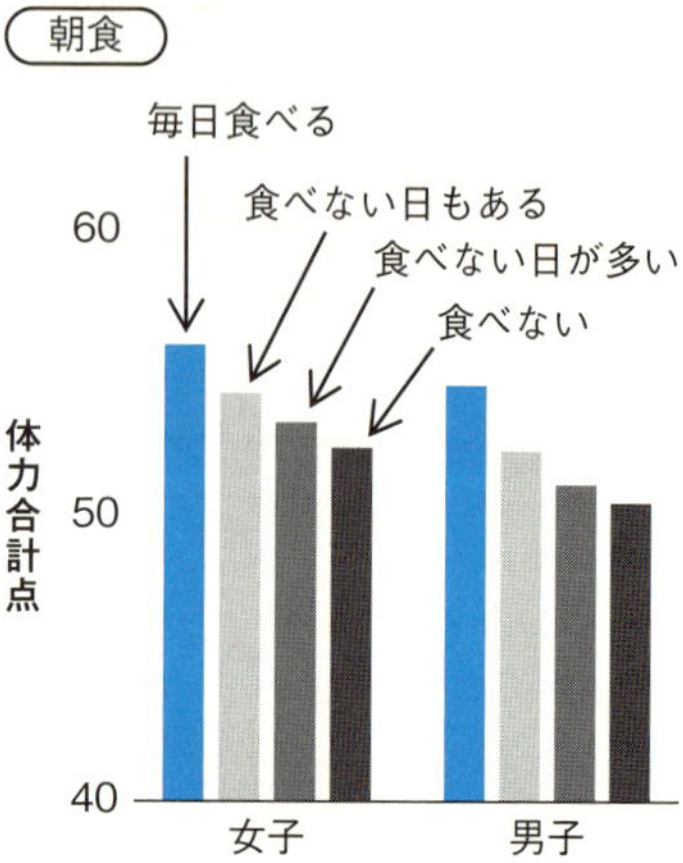

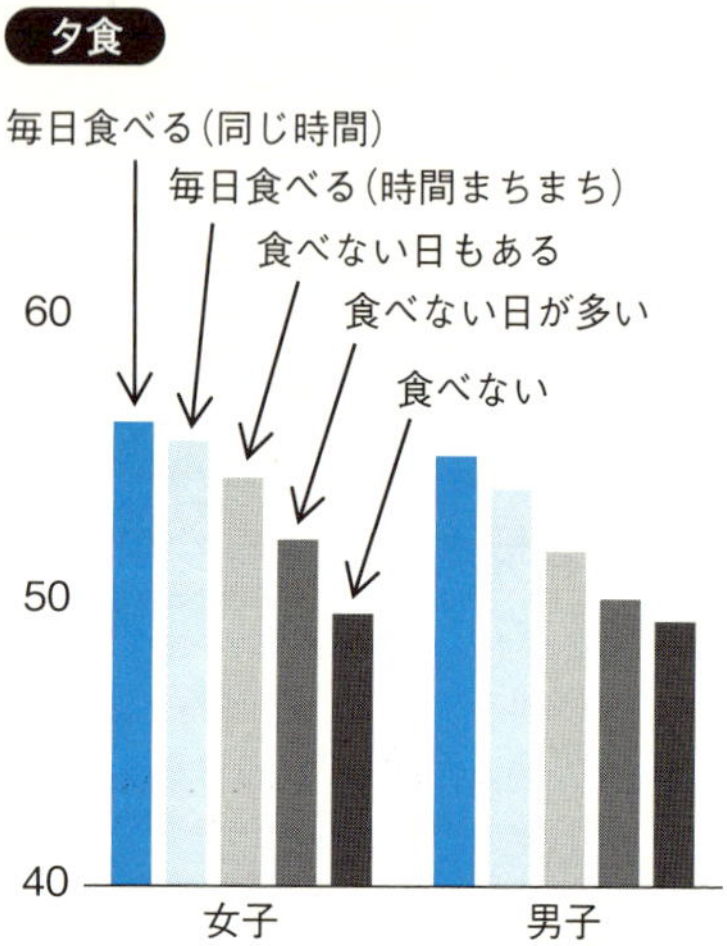

睡眠時間と体力テスト

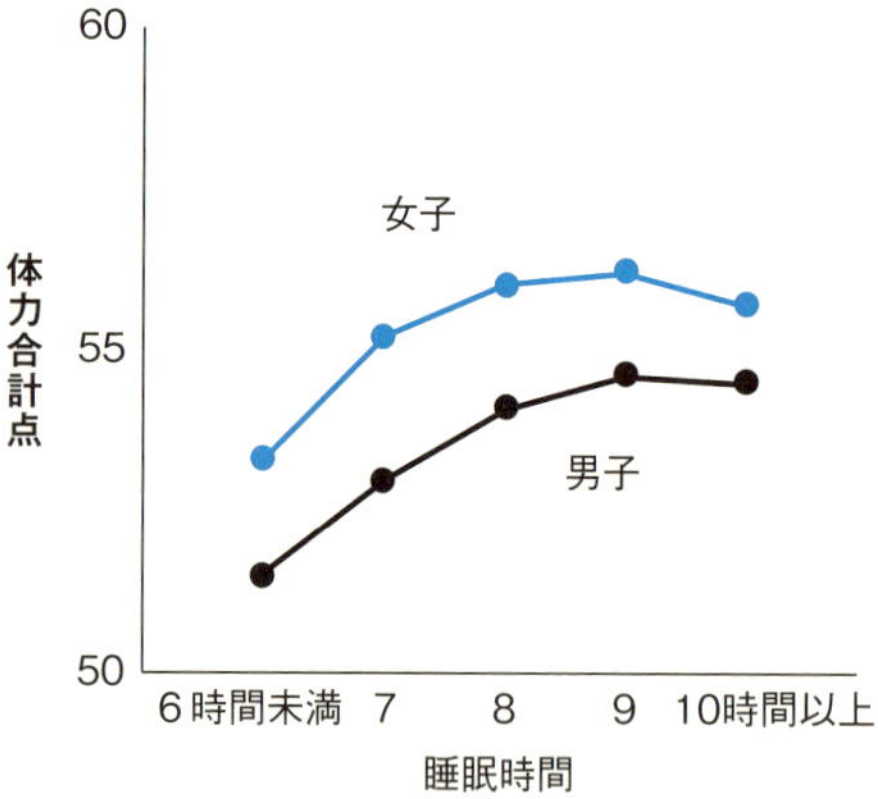

スポーツ庁「平成 29 年度 全国体力・運動能力、運動習慣等調査」より

庭での学習とは少し違う方向性から考える必要がありそうです。成長や意欲といった部分に影響している可能性が考えられます。

朝食で記憶力がアップする

それでは、朝ごはんを食べる児童は、どうして学力テストや体力テストの結果が良いのでしょうか。今度は、朝食を食べたその日の効果について見てみます。

まず、イギリスのウェールズ大学で行われた研究です。[22]

33人の学生に、前日の夜7時までに夕食を済ませてもらい、当日、半分の学生には、朝食抜きで過ごしてもらい、半分の学生には、炭水化物、タンパク質、脂質の入った栄養ジュースを朝食代わりに飲んでもらってから、記憶試験をしています。

すると、**空間記憶と、単語記憶のいずれの試験においても、朝食を摂ったグループで、正解までにたどり着く時間が短く、良い成績となることがわかりました**（図2-4）。

今度は、アメリカのカリフォルニア大学で行われた9〜11歳の児童を対象とした試験

図 2-4　朝食が記憶試験に与える効果

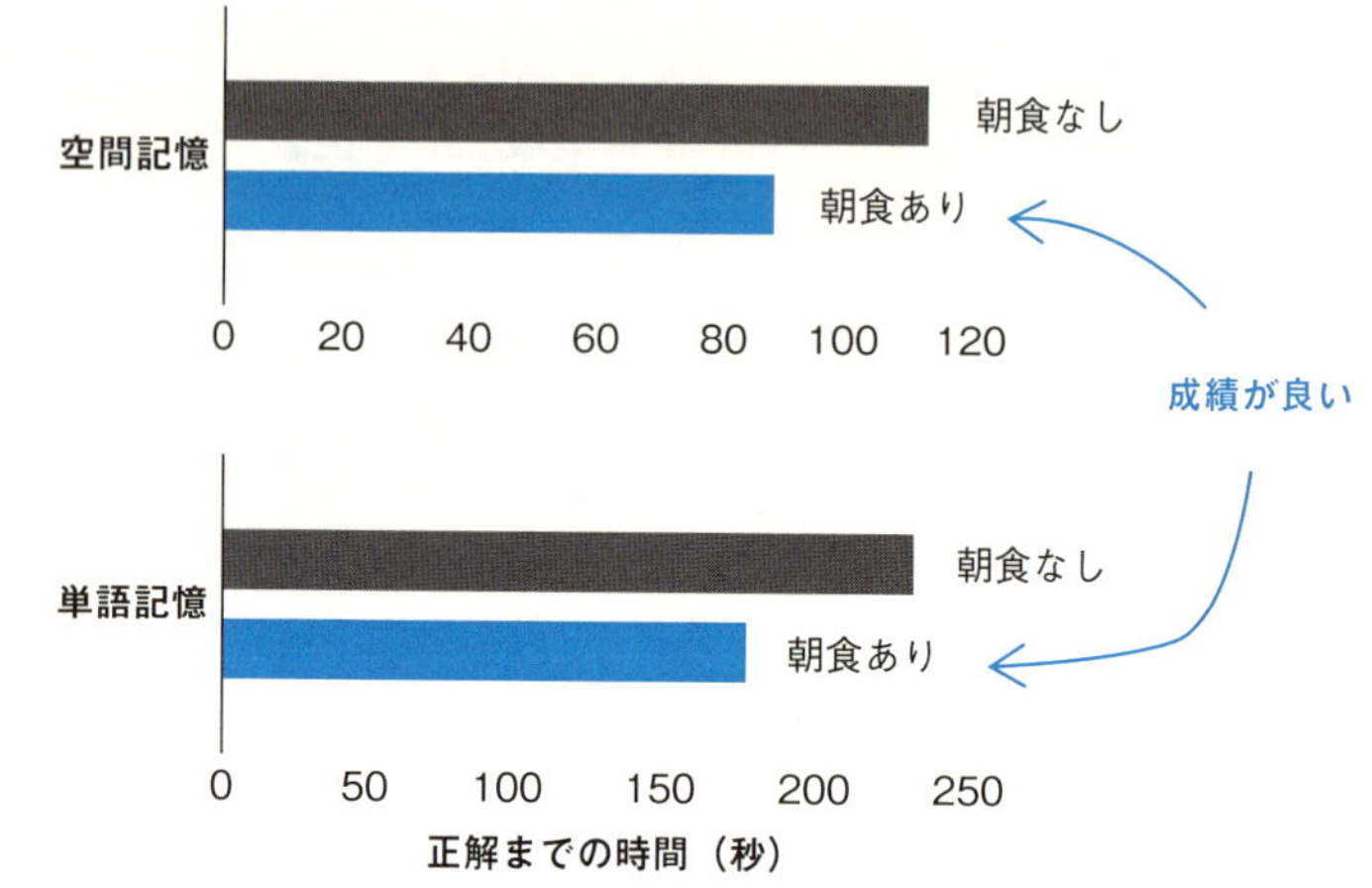

文献［22］のデータを元に作成

です。[23]

前日の17時に夕飯を食べてもらい、当日は、半分の児童に朝食を摂ってもらい、残りの半分の児童は、朝食を摂らずに、午前中に視覚性注意力試験と、記憶試験をしてもらっています。

やはり、その結果は、**朝食摂取グループの方が、注意力が高く、ミスが少なく、記憶力も良い結果となっています。**

これらの結果から、**「朝食を食べることで頭が働く」もしくは「朝食を食べないと頭が働かない」**ということがわかります。

続いて、カロリーメイトで知られる大塚製薬が行った実験です。[24]

こちらは、詳しい結果や解説がホームページに載っていますので、興味がある人は、ぜひ、直接見てください。

まず、被験者を4つのグループに分けます。1つ目のグループは朝食を食べない人たちです。残りの3グループは、約400キロカロリーの朝食を食べます。ただし、グループによって食べてもらう内容を変えています。こちらの1つ目のグループはおにぎりです（具なし：375キロカロリー）。2つ目のグループは栄養バランスの取れた洋風パン食（食パン、ゆで卵、ハム、サラダ、ヨーグルト：387キロカロリー）。最後のグループには、手軽に栄養が摂れるタイプの栄養調整食品です（カロリーメイト：400キロカロリー）。

8時にそれぞれのグループの朝食を食べてもらって（もしくは食べないで）、その後、正午まで計算作業をしてもらっています。

その結果、**最も作業効率が悪いのは、予想通り、朝食を食べていないグループ**です（**図2-5上**）。

図 2-5　朝食が暗算作業に与える効果

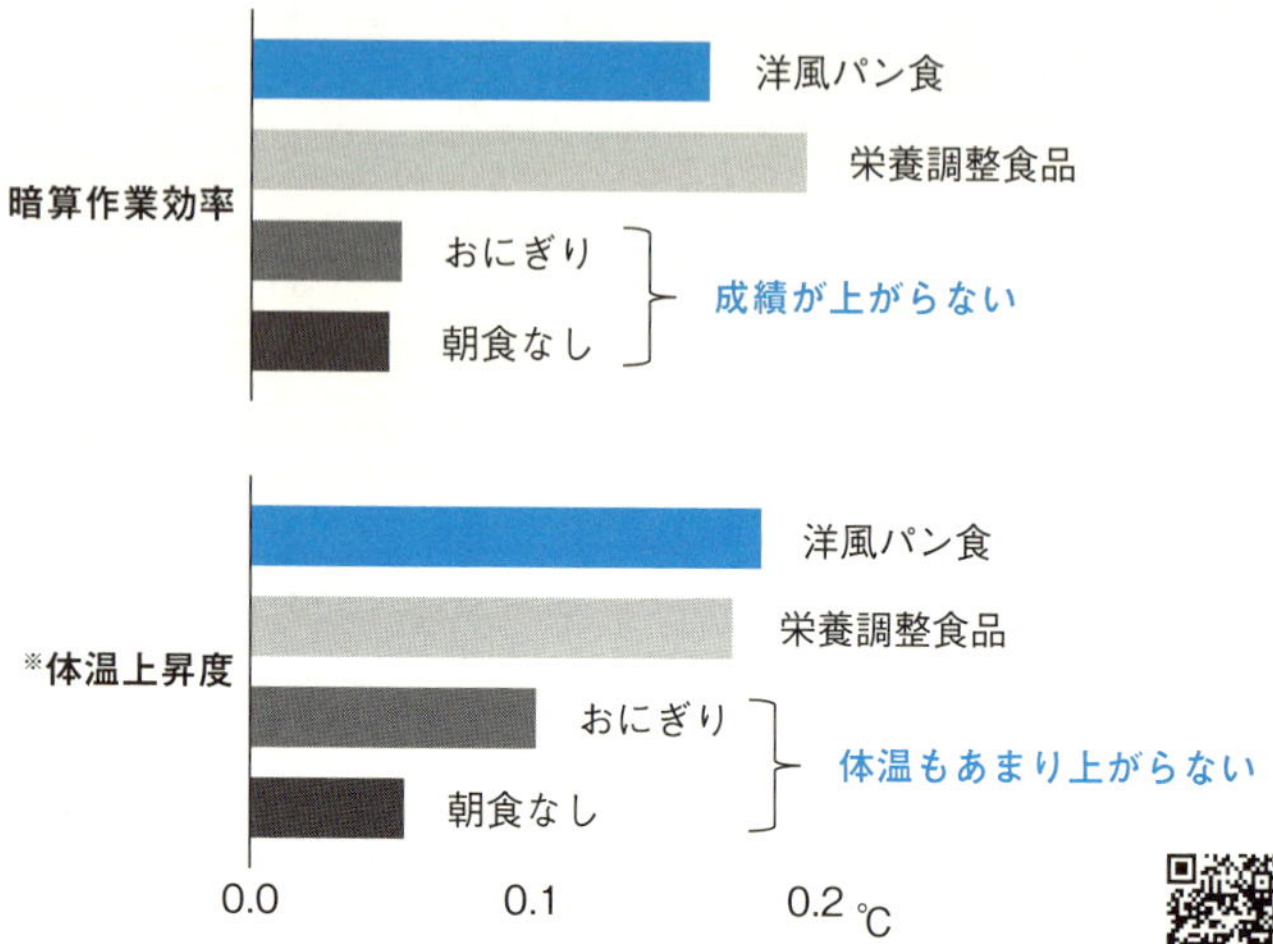

（※８時に朝食を摂取し、２時間後の体温上昇度）

文献［24］、および、大塚製薬ホームページ（右 QR コード）に掲載されているデータを元に作成

ところが、朝ごはんを食べたグループの中にも、１つだけ、結果があまり良くないグループができています。それは、おにぎりを食べたグループです。

朝ごはんを食べていないグループとそれほど変わらない結果になっていますね。これは、おにぎりが悪いのではなくて、栄養バランスの問題だと考えられます。摂取しているカロリーは３グループともほぼ４００キロカロリーにそろっていますが、栄養組成が異なります。

おにぎりは、カロリーのほとん

どが炭水化物です。それに対して、洋定食と栄養調整食品は、炭水化物にくわえて、タンパク質と脂質もバランスよく入っています。この**栄養バランスが結果の違いを生み出している**のです。

朝ごはんを食べた後は、発熱が盛んになり、体温が上がります**（図2-5下）**。寝ている間は体温が最も下がっていますので、朝ごはんを食べることで身体に熱が戻り、活動的になります。この朝ごはんによる体温上昇には、タンパク質が大きな役割を果たすことが知られています。実際に、おにぎりのみのグループでは、体温の上昇が低いことがわかります。

朝ごはんは、炭水化物だけではなく、タンパク質も同時に摂取することで、発熱を促し、身体を活動モードに切り替える仕組みになっているのです。

ごはん、パン、ジュース、果物などは朝ごはんの定番ですが、いずれも炭水化物ばかりでタンパク質や脂質が少ないですね。頭や身体を活動モードに切り替えるためには、タンパク質が豊富に含まれる副菜（卵、納豆、豆腐、チーズ、ヨーグルト、ハムなど）の摂取も非常に重要ということです。

体内時計をリセットする食事

ここで、体内時計の時刻合わせに関する研究を紹介しましょう。

朝ごはんが、身体の体内時計にとって朝の時刻を伝えるシグナルになることは、後の章で説明します。そこで、朝ごはんの、どの栄養素が必要なのかという話です。

ネズミの実験で、餌を与えるスケジュールを変えると、身体の体内時計は、時刻合わせをし直し、数日後には、新しい食事タイミングに合うようになります。このとき、炭水化物のみの餌、タンパク質のみの餌、脂質のみの餌、栄養素を混ぜ合わせた餌などを使って、それぞれの栄養素の効果を調べます。そうすると、それぞれ単独の栄養素の餌では、時刻合わせがスムーズに行きません。ここで、炭水化物とタンパク質を混ぜた餌を与えると、きちんと時刻合わせが行われます。[25、26]

このことから、**体内時計が朝ごはんで時刻合わせするときに、炭水化物とタンパク質が同時に存在すると、朝ごはんとしてのシグナルが大きくなる**ことがわかります。

これは、先ほどの大塚製薬の実験と似ていますね。おにぎりのみの朝食では、カロリーとしては十分に摂取していても、暗算作業効率が上がらず、体温の上がり幅も小さくなっていました。

朝ごはんは体内時計をリセットし、休息期から活動期へと移行するための重要なシグナルです。栄養バランスの良い朝ごはんを食べることで、全身の体内時計に朝のシグナルを伝え、活動モードに切り替えましょう。

朝食がやる気を生む

再び、小中学生の調査に戻り、今度は、朝食の摂取頻度と、やる気の関係について見てみましょう。

生徒への質問としては、「何もやる気が起こらないこと」について、「しばしばある」「ときどきある」「たまにある」「ない」のいずれかで回答してもらい、朝食の摂取頻度との関係を解析しています。

その結果、**朝ごはんを食べていない児童は、やる気が起こらない頻度が高い**ことがわかります**（図2-6）**。また、**身体のだるさや疲れやすさを感じることも多く、イライラ**

図 2-6　朝食の摂取と「やる気」「だるさ」「イライラ」の関係

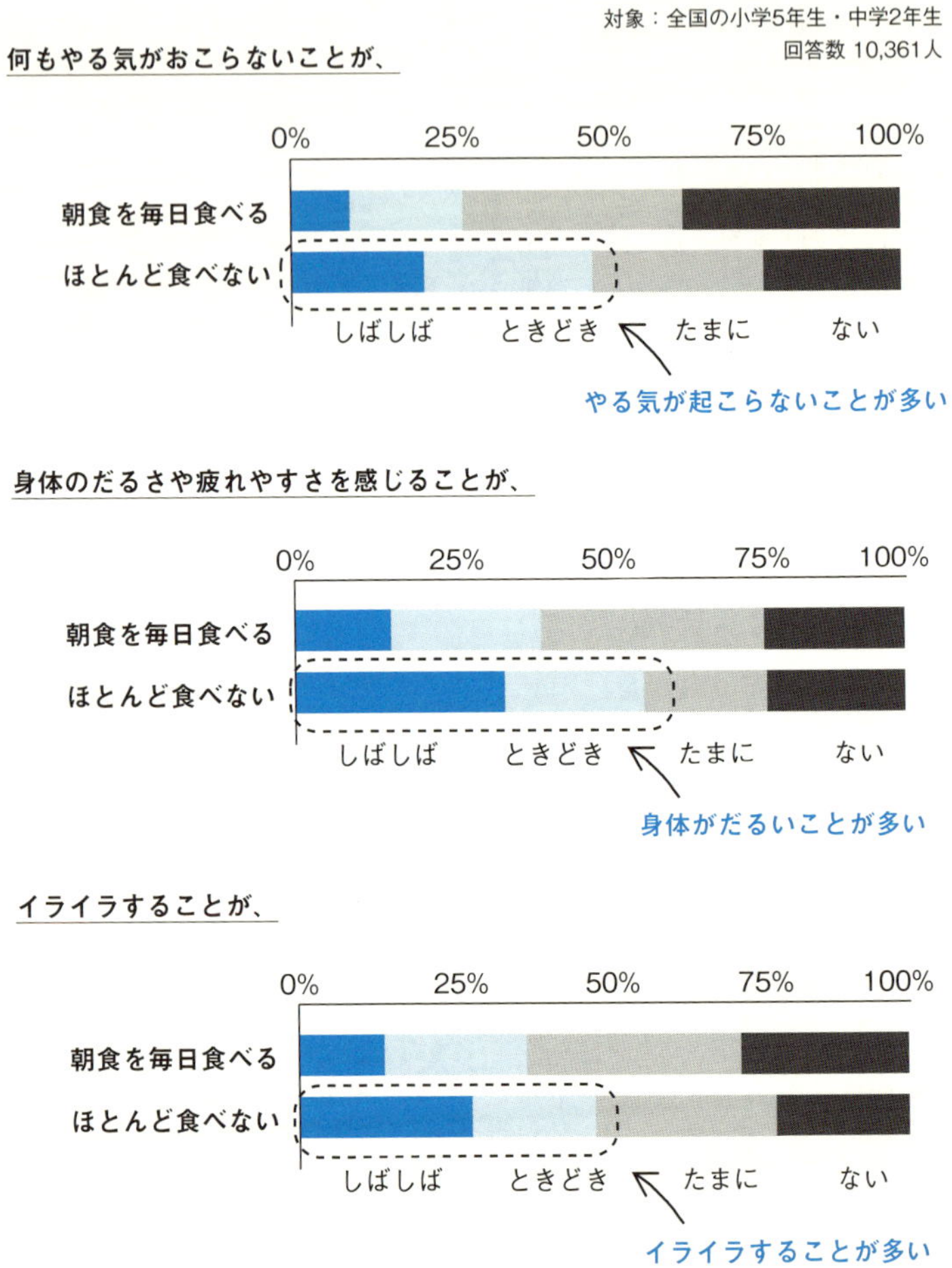

対象：全国の小学5年生・中学2年生
回答数 10,361人

独立行政法人日本スポーツ振興センター「平成 22 年 児童生徒の食生活実態調査」より

図 2-7 朝食とやる気の関係

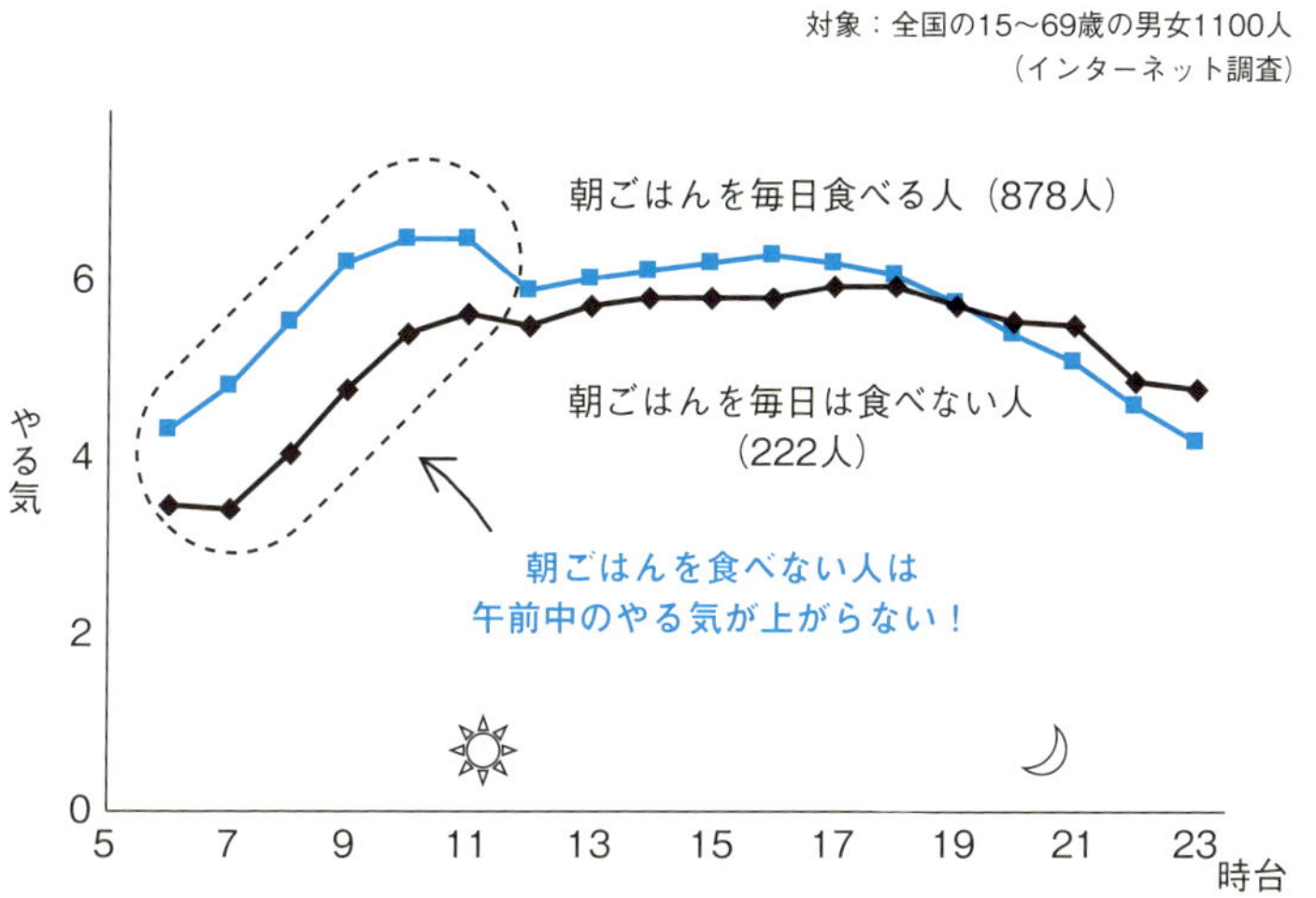

文献［27］のデータを元に作成

する頻度が高いこともわかります。

これは、学力テストや体力テストの結果にも影響していそうですね。

朝食摂取とやる気の関係については、東北大学の加齢医学研究所からも興味深い調査結果が公表されています[27]。

全国の15〜69歳の男女1100人を対象に行ったインターネット調査で、1時間ごとに、その時のやる気を10点満点で評価してもらっています。そして、朝食を「毎日食べる人」と、「毎日は食べない人」に分けて解析を行っています。

その結果、どちらのグループも朝起きてすぐは1日の中で最も低い点数となっていますが、朝ごはんを毎日食べるグループでは、すぐに午前中のやる気が上がってくることがわかります**（図2-7）**。

一方で、朝ごはんを毎日は食べないグループでは、なかなかやる気が上がってきていません。昼ころになって、ようやく上がってきて、夕方に両グループでほぼ同じくらいに並びます。夜に逆転こそしますが、その差はわずかで、そのまま就寝時刻を迎えることになります。点数の総和を取るとわかりやすいですが、朝ごはんを毎日食べるグループの方が、1日のトータルでやる気が高いことがわかります。

これは、小中学生へのやる気の質問結果と似ていますね。

つまり、**朝ごはんを食べる人たちの方が、全体的にやる気が高い**ということです。

このやる気の問題と、実際に計算作業の試験で見たような朝食によるパフォーマンス向上の効果が相まって、朝食摂取習慣のある児童が、学力テストも体力テストも良い結果になっているように解釈できます。

朝食習慣が学歴を変えてしまう

それでは、朝ごはんを食べる生活とそうでない生活を子供のころからずっと続けていると、将来的にどのくらいの差がつくのでしょうか？

これについても、東北大学の加齢医学研究所の研究グループが行った調査結果が公表されています。[28]

大学生400人に、これまでの朝ごはん習慣と、入った大学が第何志望だったのかを質問しています。

すると、**朝食習慣があった学生の方が、志望する大学に入っている割合が高い**ことがわかります **（図2-8上）**。

第一志望の大学に入った割合で比較すると、4・3ポイントの差があります。この調査では、入った大学の偏差値がどうだったのかというのも調べています。こちらも、朝食習慣のある学生の方が、偏差値の高い大学に入っていることがわかります **（図2-8下）**。一番右の偏差値65以上の区分で比較すると、ほぼ10ポイント差がついています。

つまり、小学生・中学生の学力テストの結果そのままに、大学の入試においても、朝食

図 2-8　朝食の摂取習慣と入学した大学の関係

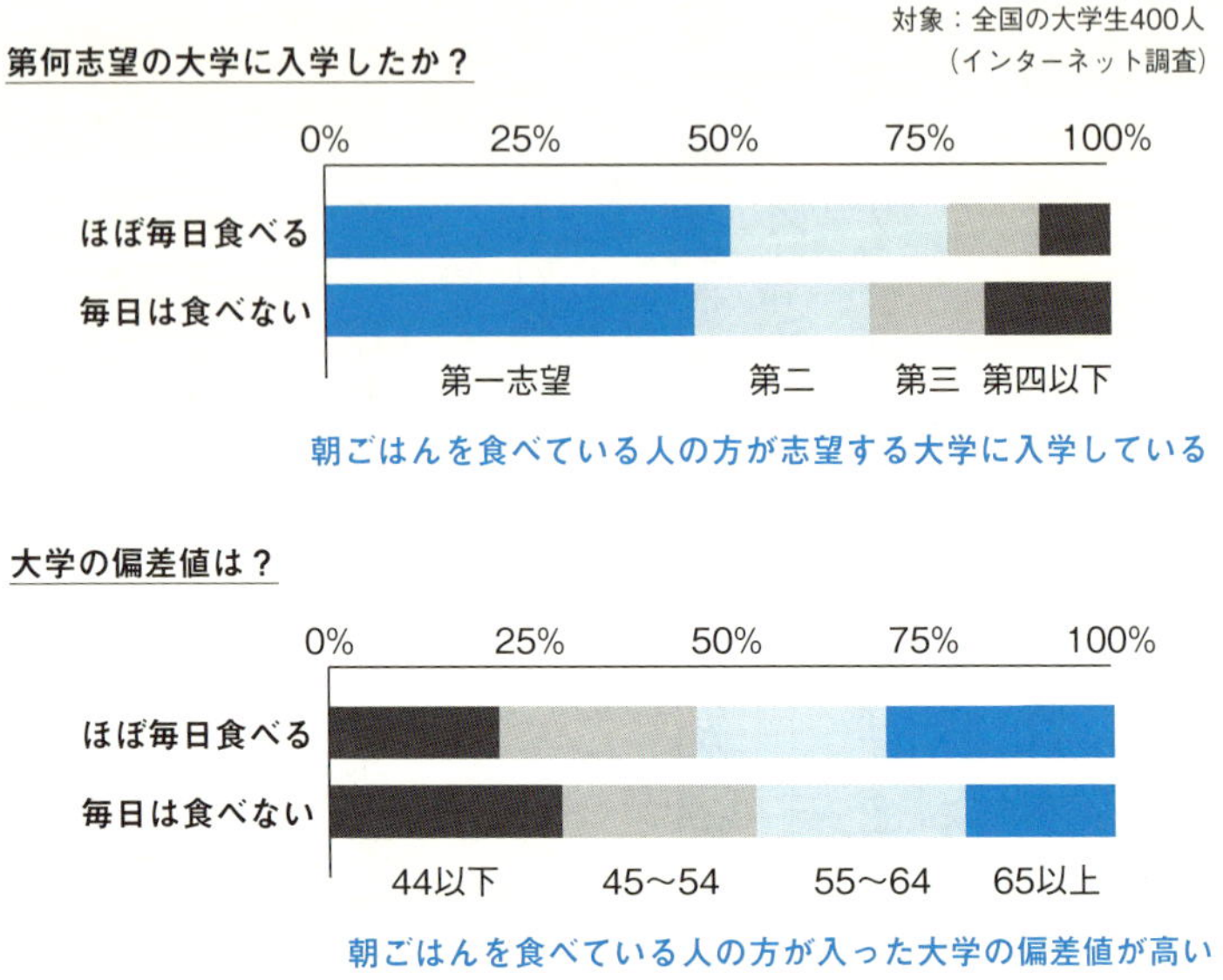

文献［28］のデータを元に作成

摂取の習慣がある学生の方が良い結果を残せていることがすぐにわかります。

それでは、その後はどうでしょうか。35歳〜44歳の大学・大学院を卒業した会社員500名に、小学生から現在までの朝食習慣と、新卒時に就職した会社が第何志望であったかをアンケート調査しています。

こちらも、大学入試の結果とほぼ同様です。

朝食をほぼ毎日摂り続けて

いるグループは、そうでないグループと比較して、12ポイント以上の差をつけて、第一志望の企業に就職していることがわかります（**図2-9上**）。

日本はまだまだ学歴社会の側面が強いですから、大学入試の結果（入った大学の偏差値）と相関が高くなるのは、社会システム上の問題かもしれません。子供のころから朝食を摂取し続けていた人とそうでない人とでは、社会人の入り口段階で、すでに大きな差が現れているというのが現実です。

朝食習慣は将来の年収にまで影響している

社会人の調査では、もう1つ調べていることがあります。それは、年収です。現在の年収別に、5グループに100名ずつ割り付けて、小学生から現在までの朝食摂取習慣との比較を行っています。

すると、年収が高いグループになるほど、朝食をほぼ毎日（週4〜5日以上）食べていた人の割合が高くなることがわかります（**図2-9下**）。

反対に、ほとんど朝食を摂らない生活を続けてきた人たちは、年収500万円未満の

図 2-9　朝食の摂取習慣と就職先・年収の関係

対象：全国の35〜44歳の大卒・大学院卒の会社員500人
（インターネット調査）

新卒時に就職した企業は第何志望だったか？

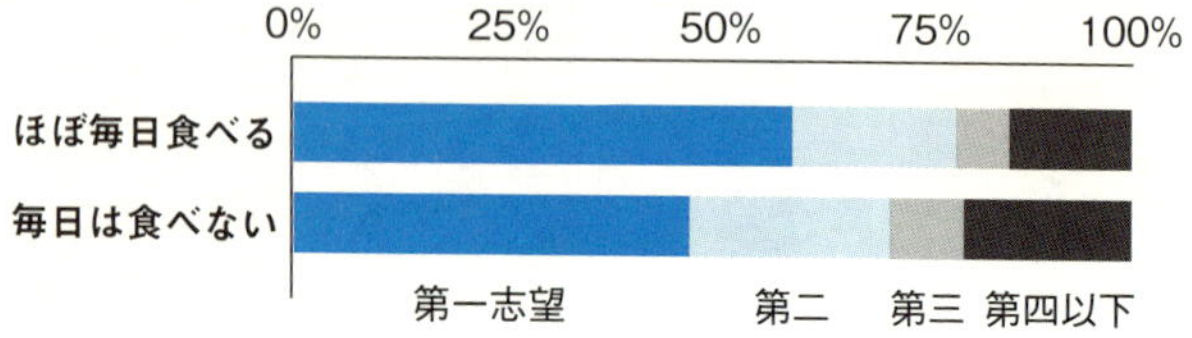

朝ごはんを食べている人の方が志望する企業に就職している

あなたの年収は？

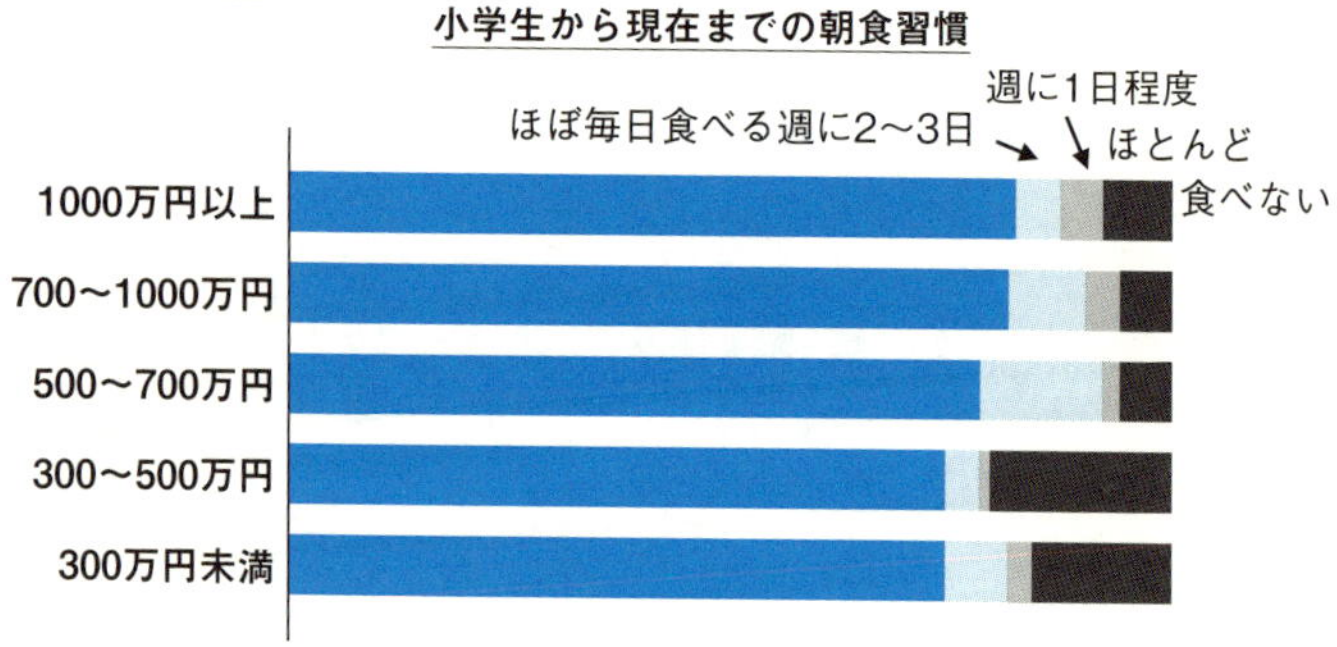

年収が高いグループほど、朝ごはんを毎日食べる習慣の人が多い！

文献［28］のデータを元に作成

グループに多いことがわかります。

もちろん、家庭環境の影響は大きいと思いますので、朝ごはんを食べるだけで年収が上がることは保証できません。しかしながら、やる気やパフォーマンスの向上効果を考えると、朝食を摂るか摂らないかの継続的な習慣が、その後の人生を大きく変えてしまうのは、納得のいく話です。

これらの結果を知った皆さんは、今後、どうしますか？

自分のことは今さらだからもういいよ、という人であっても、子供たちにはちゃんと朝ごはんを食べさせようと思いませんか。そして、食べる内容についても、パン（あるいは、おにぎり）とジュースだけでは不十分かもしれません。これでは、ほとんど炭水化物しか摂れませんので、きちんとタンパク質も摂取させてください。だからと言って、朝から魚や肉料理を用意しなければならないわけではありません。卵、ヨーグルト、チーズ、ハム、ソーセージ、納豆、豆腐、かまぼこなど、手軽に用意できるもので十分です。

成長した後の朝食習慣に効果はあるのか？

子供のころからの朝食習慣が、志望大学や企業、そして年収までに影響を与えているとすると、大きくなってから朝ごはん習慣を身につけても手遅れなのか気になりますね。そこで、参考になるのが、少し古いですが（40年くらい前）、自治医科大学で香川靖男先生（現 女子栄養大学副学長）が行った研究です。[29]

自治医大は6年間全寮制の大学というのが1つの大きなポイントです。これは、みんなの生活習慣がかなり似ているということになりますので、朝食を摂取する学生と摂取しない学生の比較をしたときに、他の要素の差異が少ないというメリットがあります。一般に、朝食欠食率は大学生あたりから急激に増えます。それまでは、親元で暮らしていたので、朝ごはんが自動的に出てきたという人が多いのだと思います。しかし、大学で1人暮らしを始めると、準備してくれる人がいなくなり、また、口うるさく注意されることもないので、朝ごはんを食べる習慣がなくなってしまう人たちが多いのでしょう。

自治医大の場合ですが、朝食は寮食堂で準備してもらえます。8時ころに食べて8時45分から1限目の授業に出るか、朝食を摂らずに、ぎりぎりまで寝て、なんとか1限目

図 2-10 朝食摂取者と欠食者の大学の成績

対象：全寮制大学の学生（連続した２年間の調査）
１年目 102人、２年目 106人

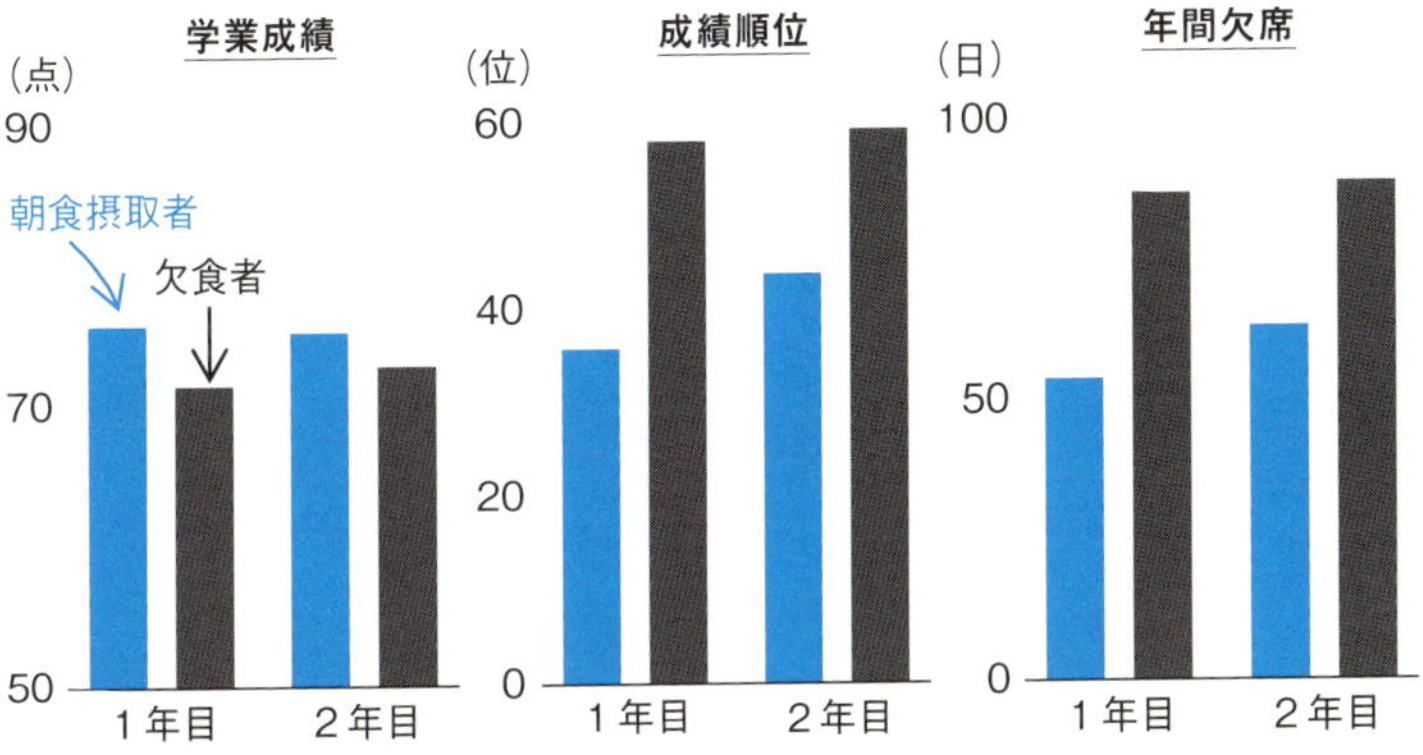

文献［29］のデータをもとに作成

に間に合う生活をするかの違いが生まれます。

すると、２年間の調査の結果、どちらの年でも、**朝食を摂る学生の方が摂らない学生よりも学業成績が良い**ことがわかりました（**図2-10**）。

ちなみに、年間の欠席数も、朝食を食べない学生の方が多くなっています。

さらに、もう1つ重要な情報があります。それは、入学時の成績と、調査した時の学業成績には関係がなかったということです。つまり、**大学に入った後の朝食習慣の影響が反映されている**、ということになります。

その時期の朝食習慣が、その時期のパフォーマンスに大きく影響しており、さらに、これを継続することで、長い人生で大きな差がつくようですね。勝ち組になるポイントは、「**継続は力なり**」です。反対に、これまで朝食をあまり摂っていなかった人たちも、今からでも朝食習慣を身につけることで、今後の成功を手に入れられる可能性は十分にあるということです。

朝食は国として推奨している

これまで書いてきました通り、朝ごはんの摂取や、規則正しい生活習慣は「健康の基礎」であり、「やる気の増加」につながります。子供の成長や教育のためには、確実に朝食を食べさせた方が良いだろうというのはわかっていただけたと思います。

じつは、10年以上前から、国としても朝ごはんの摂取や規則正しい生活の推奨運動をしています。みなさんが何となく朝ごはんが良いと知っているのは、おそらくこういう運動のおかげです。

平成18年に、「**早寝早起き朝ごはん**」全国協議会というのが設立され、文部科学省と連携して国民運動を始めました。協議会や文部科学省のホームページには、ガイド、パンフレット、紙芝居、絵本など、子供たちに早寝早起きを教える際に役立つ資料やレシピ情報などが公開されています（資料編に関連情報を掲載）。子供たちに朝ごはんの指導をする立場にある人たちは、ぜひ、このようなものを有効活用してください。

農林水産省でも、ほぼ同時期から、「**めざましごはん**」というキャンペーンを実施しています。これまでに、優香さん、松浦亜弥さん、北乃きいさん、小林幸子さん、石川遼さん、ＡＫＢ48、澤穂希さんなどを起用して、テレビＣＭやパンフレットなども作成しており、なかなかの力の入れ具合であることがわかります。

「めざましごはん」のホームページには、やはり、朝ごはんを科学的に支持するデータや、レシピなども掲載されています。農林水産省のプロジェクトには、お米の消費や食糧自給率を増やしたいという意味合いも含まれていますので、お米を使った朝ごはんレシピが充実しています。

ついでに、環境省も、平成22年から「**朝チャレ**」という活動を始めています。これは、朝型生活にチャレンジすることで、夜間の消費電力を抑えるとともに、健全で充実したライフスタイルを推奨するという趣旨のようです。

こちらのホームページには、全国から応募した「ご当地朝ごはん」の優秀レシピが公開されています。

健康日本21

２０００年に厚生省（現 厚生労働省）は「21世紀における国民健康づくり運動」というものを始めました。以前から同じような運動はやっていたのですが、21世紀になったところで、バージョンアップして、通称「**健康日本21**」と呼ばれるものになりました。現在は、「健康日本21（第二次）」ということで、２０２２年までの目標値を設定して進められています。

最初に、栄養・食生活について、14項目の数値目標が作られました。その中の１つに、朝食欠食率の減少が入っています。

以下、健康日本21より一部抜粋です（２０００年当時の記述）

朝食の欠食は、20年前に比べて、20歳男性で20・1%から32・9%へ、30歳代男性で9・2%から20・5%へと増加が著しい。朝食欠食の健康に及ぼす影響については報告がみられるが、国民栄養調査結果の分析でも、朝食の欠食が栄養素摂取の偏りのリスクを高める要因であることが確認されたことから、20~30歳代男性で15%以下にすることを目標とする。

図1-1でも見てもらいましたが、1980年から2000年にかけて、朝食の欠食率が大幅に上昇しているわけです(とくに若い男性)。また、朝食を抜くことで、1日に摂取する栄養素が偏ってしまうという問題があることもわかります。カロリーだけを摂取していても、特定の栄養素(ビタミン、ミネラル、タンパク質など)が不足して、栄養失調になることもあります(**新型栄養失調**)。**バランス良く栄養成分を摂取するためにも、朝食の役割は大きい**ということです。

じつは、健康日本21の甲斐なく、朝食の欠食率は、2000年から2012年にかけてもさらに上昇しています。

2005年には「**食育基本法**」が制定され、2006年から食育推進基本計画が策定されました。その中でも、やはり、朝食欠食率を下げる目標が定められています。国として、重要な問題であると認識しているのです。

しかしながら、20～30歳代男性の朝食欠食率は、ここ15年ほど、30％付近の高い値で推移しています（図2-11）。小学生や中学生の場合は、学校での指導を徹底することで、ずいぶんと効果が現れてきているのですが、20～30歳代となると、どう改善していくのか難しいですね。大学や職場での取り組みも重要となってきます。

大学の100円朝食がすごい

朝食を摂取することで、生活リズムが改善し、学業成績の向上や、健康増進が見込まれるのであれば、学校や企業にとってもメリットがあります。そこで、大学や企業で朝ごはんを無料あるいは100円などで、安く提供する試みが始まっています。

大学プレスセンターによると、日本の大学として初めて「100円朝食」を導入したのは、白鴎大学だそうです（1999年）。その後、慶応義塾大学、九州共立大学、立

図 2-11　若い男性の朝食欠食率

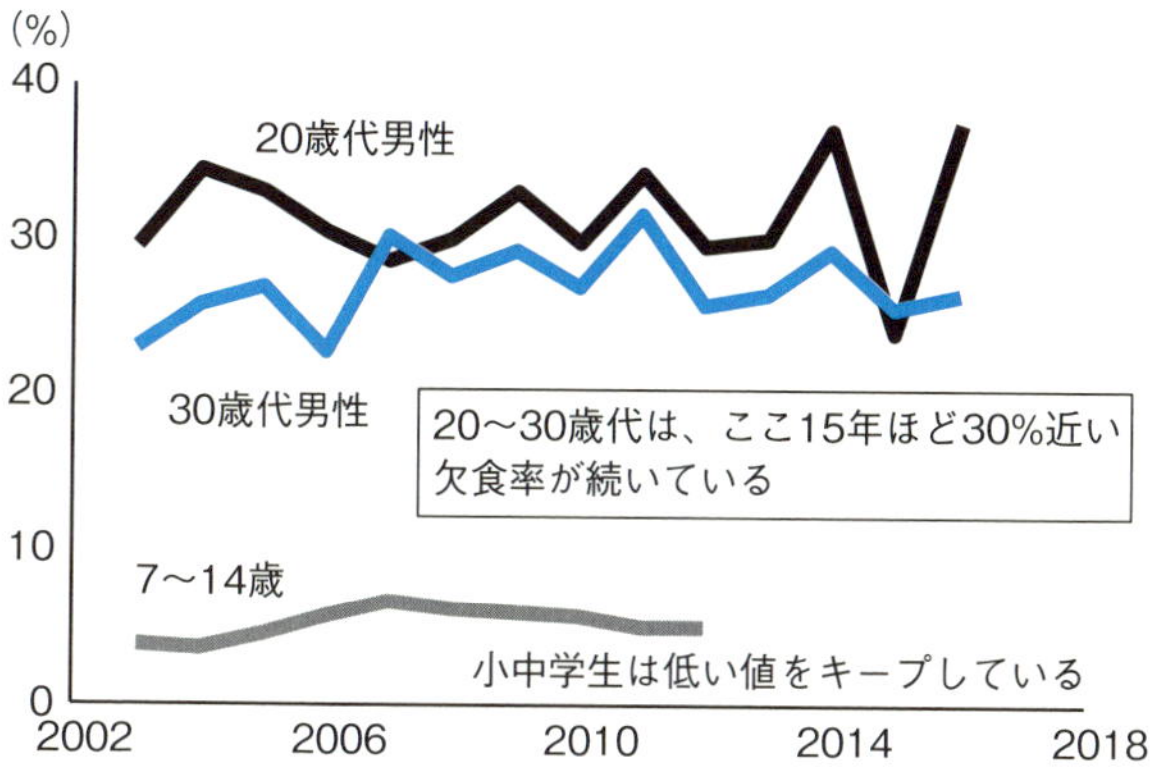

厚労省「国民健康・栄養調査」より

命館大学などでも導入され話題となりました。今では、私立大学を中心に、数十以上の大学で導入されているようです。

九州共立大学の研究報告が興味深いので紹介しましょう。[30]

2012年に100円朝食を開始し、2014年からは学生証で精算できるようにしたため、100円朝食の利用状況と、授業の出席や成績との関連が分析できるようになりました。その分析結果によると、まず、100円朝食の利用頻度に合わせて、授業の出席率が上昇したことがわかります（**図2-12**）。

同様に、単位の修得率も利用頻度に合わせ

図 2-12 「100 円朝食」の導入効果

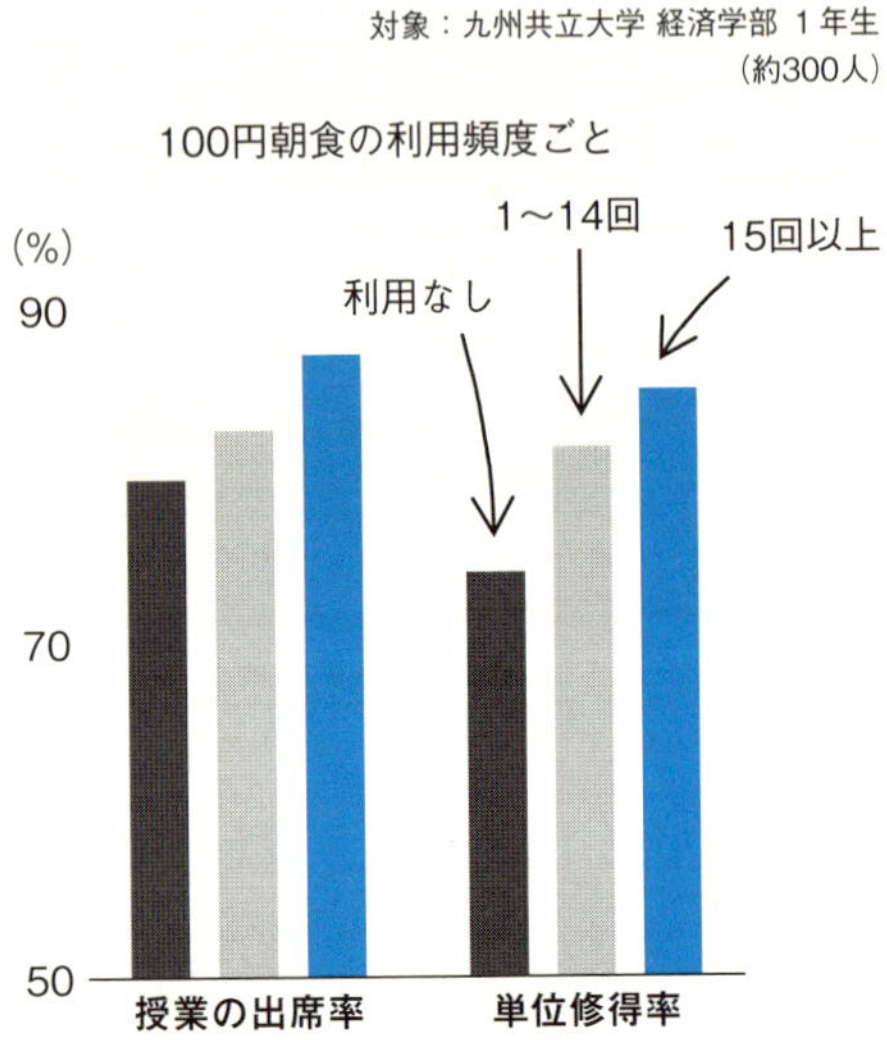

文献［30］のデータをもとに作成

て上昇しています。

100円朝食を利用したから出席率や単位修得率が上昇したのか、もともと真面目に授業に出席する人（そして単位を修得する人）が朝食を利用したのかは、この調査からは不明です。しかし、100円朝食を実施する前（280円だったとき）の朝食利用者は1日あたり平均25人だったそうですが、導入後2年で1日平均263人と10倍以上に増加しています。つまり、大学に朝ごはんを食べに来ている人が増えたのは確かで、習慣づけという部分では、少なくとも功を奏していることがわかります。

今度は、立命館大学の研究グループによる2017年、2018年の研究報告を見てみましょう。[31、32] こちらでは、先ほどの九州共立大学の報告を参考にしながら、もう少し詳しい解析をしています。

まず、大学に入学する前と比較して、朝食の欠食習慣が増えたかどうかを解析しています。大学の入学前と調査現在で朝食習慣を比較すると、明らかに大学に入った後に朝食欠食が増えていることがわかります**（図2-13上）**。

また、回答者の6割弱が下宿生ということですが、下宿生での朝食欠食が顕著に増えているそうです。

さらに、学年ごとの朝食摂取頻度を調べると、見事に、学年が上がるほど、朝食欠食者が増えていることがわかります**（図2-13下）**。

つまり、**大学生の期間に、朝食欠食の習慣に移行してしまう若者が多い実態**がわかります。

さらに、男女別に解析すると、朝食欠食者は、男子学生で多いことがわかります**（図**

図 2-13　学生の朝食習慣

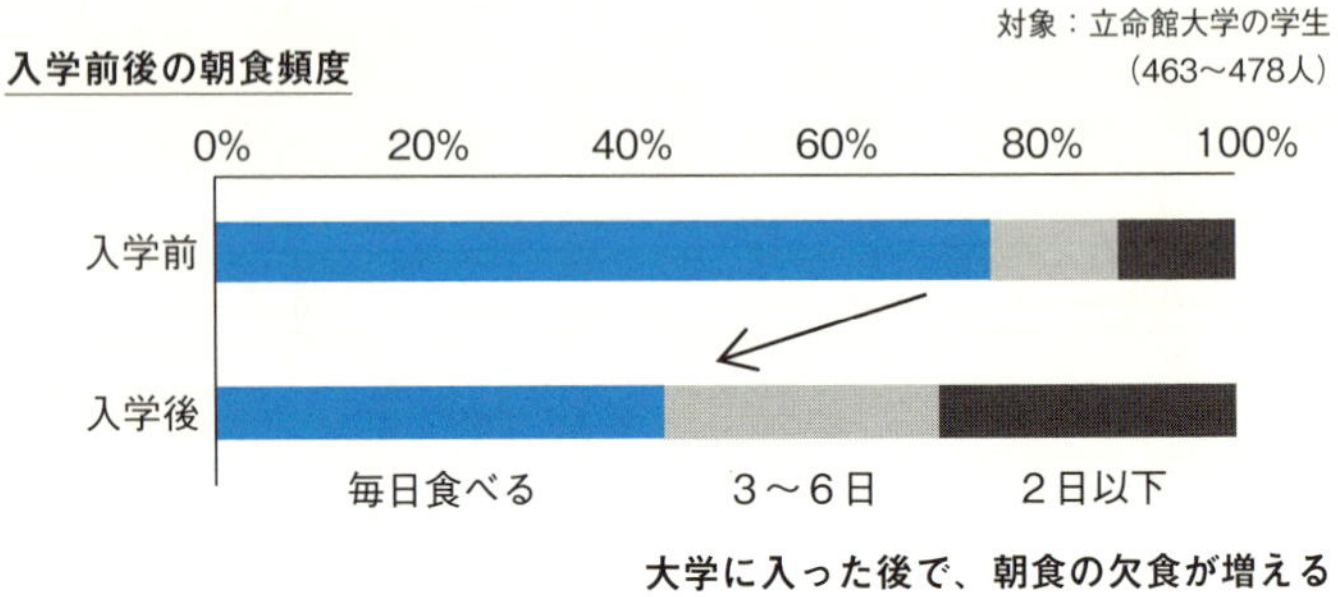

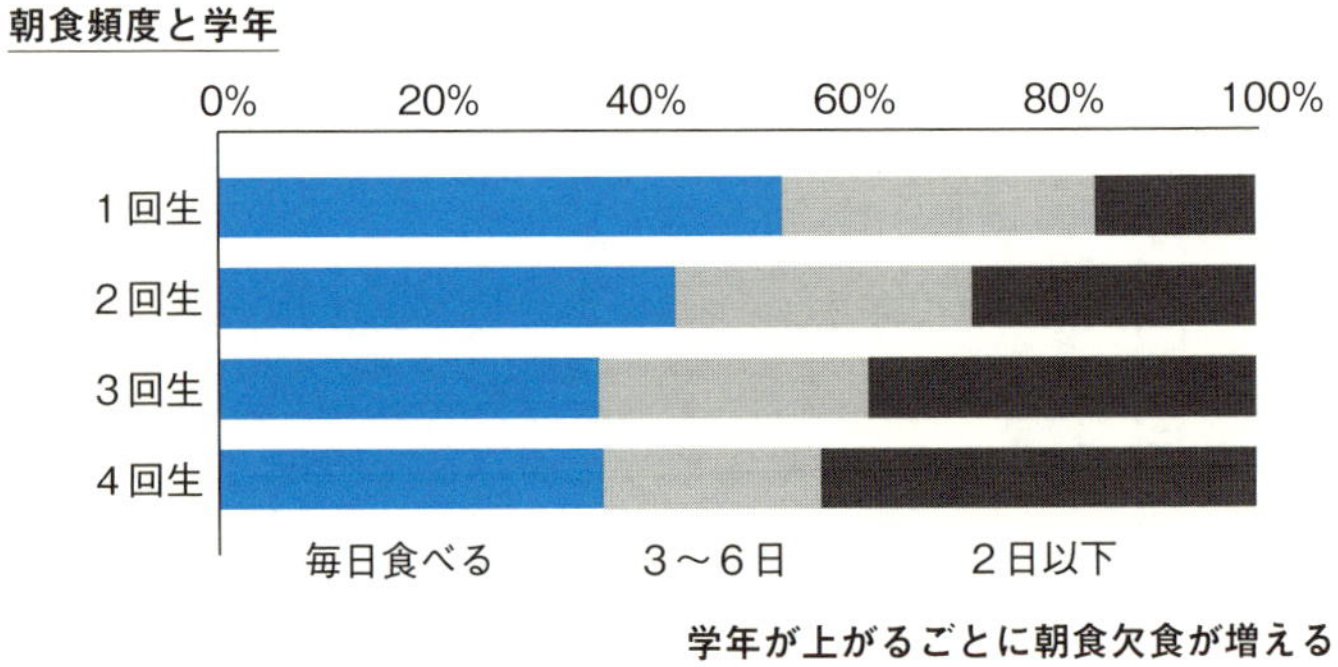

文献［31、32］のデータをもとに作成

2-14上)。国民健康・栄養調査の縮図のような結果になっていますね。

続いて、①朝食を毎日摂っているグループ、②毎日は摂っていないグループ、③まったく摂っていないグループ、の3つに分けて遅刻の頻度について解析しています。遅刻の頻度に応じて、5点の点数付けを行い、この3グループでそれぞれの平均点を比較しています。

すると、朝食を摂るグループほど遅刻が少なく、朝食を摂らないグループで遅刻が多いことがわかります(図2-14中段)。

また、面白い副産物として、朝の図書館利用者が増えたということが報告されています(図2-14下)。

必ずしも全員が1限目の授業があるわけではないので、朝食を食べた後に、図書館で過ごす学生が増えたようです。

さらに、100円朝食がきっかけで、「遅刻の防止」「生活リズムの改善」「朝食欠食の抑制」「朝の図書館利用の増加」「健康不安の解消」につながったのか、100円朝食

図 2-14　朝食と学生の行動の関係

対象：立命館大学の学生
（463〜478人）

朝食頻度の男女差

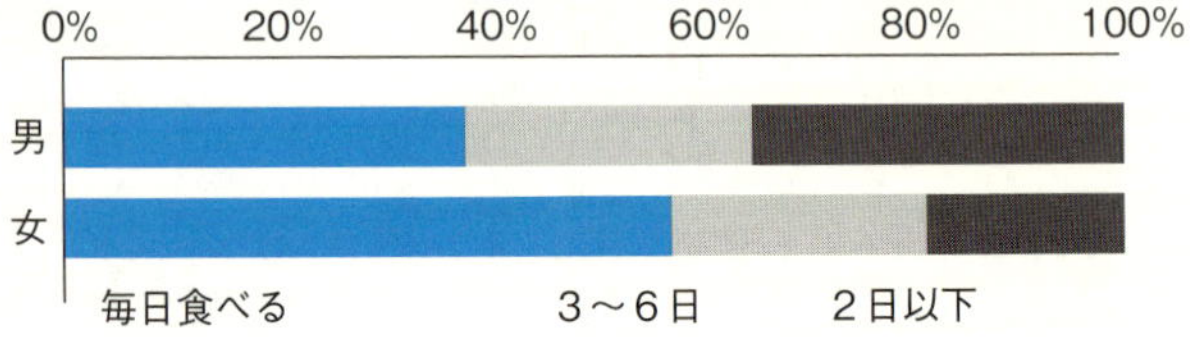

男子学生の方が、朝食欠食が多い

朝食頻度と遅刻

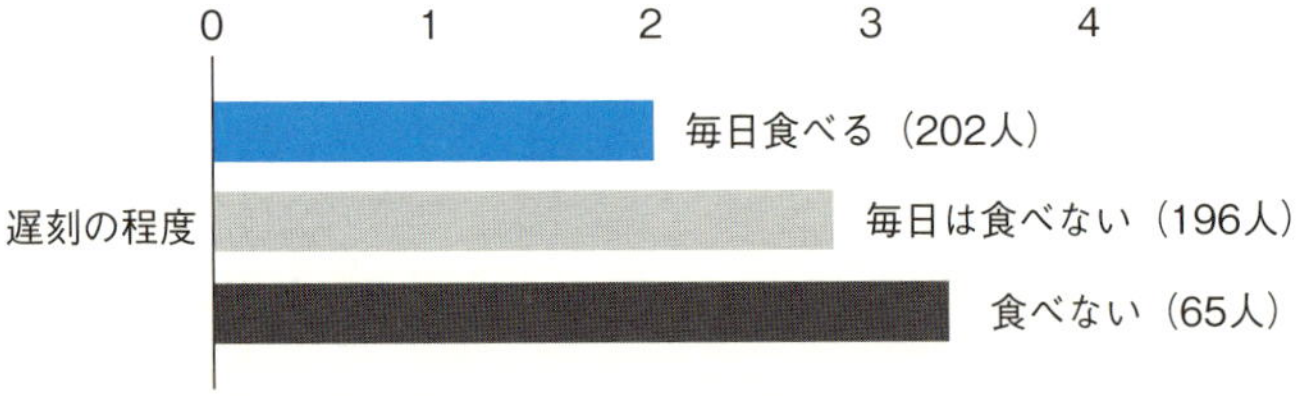

やはり、朝食の欠食者は遅刻が多い

「100円朝食」導入前後の図書館利用者数（8:30〜10:00）

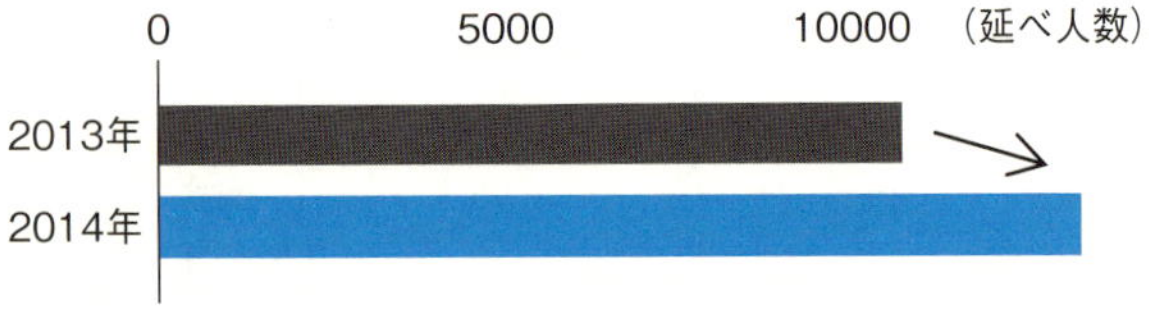

導入後に利用者が増加

文献［31、32］のデータをもとに作成

の利用頻度が高い人と低い人の2グループに分けて、その差から有効性を検証しています。

その結果、いずれの項目についても、100円朝食がきっかけとなっていることは、その通りのようです。

このような調査では、はっきりとした因果関係までを示すことは難しいですが、少なくとも立命館大学では100円朝食を導入したことで、学生の生活リズムが改善され、朝食の欠食低下や遅刻の防止、健康不安の解消に役立っているようです。

コラム：朝食のすすめ

この本では、第一に朝ごはんを食べることをすすめています。それは、体内時計に朝の手掛かりを与え、規則正しい生活習慣のきっかけになるからです。

生物にとって、いつもの時間に、いつもの場所で、いつもの食事にありつけるということは、この上なく恵まれた状況です。身体はそれを逃すまいと、本能的に習慣化しようとします。朝食の習慣化にも、それを上手に利用しましょう。

わかりやすく言うと、「パブロフのイヌ作戦」です。パブロフはイヌにごはんをあげるときにベルを鳴らしました。すると、そのうちにベルを鳴らしただけでよだれが出てくるようになったという話ですね。

いつも同じ時間に起きて、朝ごはんを食べる。それだけで、ヒトも、朝に胃腸が動くようになるし、実際によだれも出てくるようになります。ここから活動すれば良いのだと、身体が自然と覚えます。そう、古典的条件づけなのです。

実は、**食事に「いつ」ありつけるのか、というのは、生物にとって非常に重要な手掛かりで**

す。生物の記憶学習というのは、「時刻」を一緒に覚えられるようになっており、昆虫ですら、餌をもらえる時刻を覚えられるのです。

そして、記憶学習には、情動（好き嫌い）も大きく関係します。好ましい事象は何度も繰り返そうとしますし、嫌な事象は避けようとします。

つまり、朝食習慣を身につけるときに、嫌な記憶として残すのは得策ではありません。眠くて食欲がない状態で無理矢理朝ごはんを食べて、そのあと気持ち悪くなったら、それは嫌悪学習になってしまいます。反対の学習をしてしまいますね。

したがって、**朝ごはんを食べるときは、ポジティブな感情とセットにするようにしましょう**。

そのためにも、最初は無理をしないで、好きなもの、食べたいものから食べる習慣をつけます。家族や友達と一緒に食べる、というのも非常に効果的です。みんなで楽しく食事を摂ることは、好ましい記憶学習に最適です。

第3章

時間栄養学から組み立てる「黄金の食事法」

ここからは、具体的にどのような食事習慣を身につけていったら良いのか、実践例を挙げながら説明していきます。

アプリによる食べる時間の管理

アメリカのソーク研究所のパンダ教授らの研究グループが行った、スマホアプリを利用した食事管理の実践研究例からご紹介しましょう。2015年に「Cell Metabolism」という代謝関係では非常に優れた研究雑誌に掲載された論文です。[33]

これまでの話で、1日あたりの摂取カロリーは変えなくても、食事のタイミングを変えるだけで体重が異なることは説明してきた通りです。とくに、高脂肪食を24時間いつでも食べられるようにしたマウスと、食べる量は制限せずに、時間のみを活動期に限定したマウスの結果が典型でした。1日あたりでは同じ摂取カロリーでも、1日中だらだらと食べていると体重が大きく増加して肥満になり、血液検査の値も非常に悪くなっていました。一方で、活動期のみに制限したマウスでは、ほとんど肥満にならず、血液検査の値も正常なままでした（**図1-2**）。

この実験は、まさにパンダ教授の研究グループが行った実験でした。そして、小規模

（研究室レベル）ではありますが、ヒトの体重管理にも応用できるかどうかを検証しています（**図3-1**）。

まず、ヒトの食事時刻を記録するために、スマホのアプリを開発しています。食事のときに、そのアプリを利用して写真を撮るだけで、食事のタイミングが記録され、後から、食事内容等を入力することができるものです。

まずは、3週間、このアプリで食事や睡眠のタイミングを記録しながら、これまで通りに生活してもらいます。この3週間のリズムを指導前のベースのリズムとし、体重も記録しておきます。その後、16週間にわたって、食事のタイミングを指導します。食事の量や内容については指導しません。1日の最初の食事から、最後の食事までの時間が、10～11時間程度に収まるように指導しています。

16週間の食事指導後に、再び体重を測定すると、8人中7人の体重が減少していました。大雑把な研究では、これで体重が落ちたので、めでたしめでたしとするところですが、この研究では、その後の追跡調査まで実施しています。食事指導が終わった後、1年間、とくに何の食事指導もせず、再び体重を計測しています。すると、先ほどの16週間の食事指導で体重減少した7人のうち6人は、そのまま落ちた体重をキープしている

図 3-1　時間を限定する食事法は無理なく実践できる

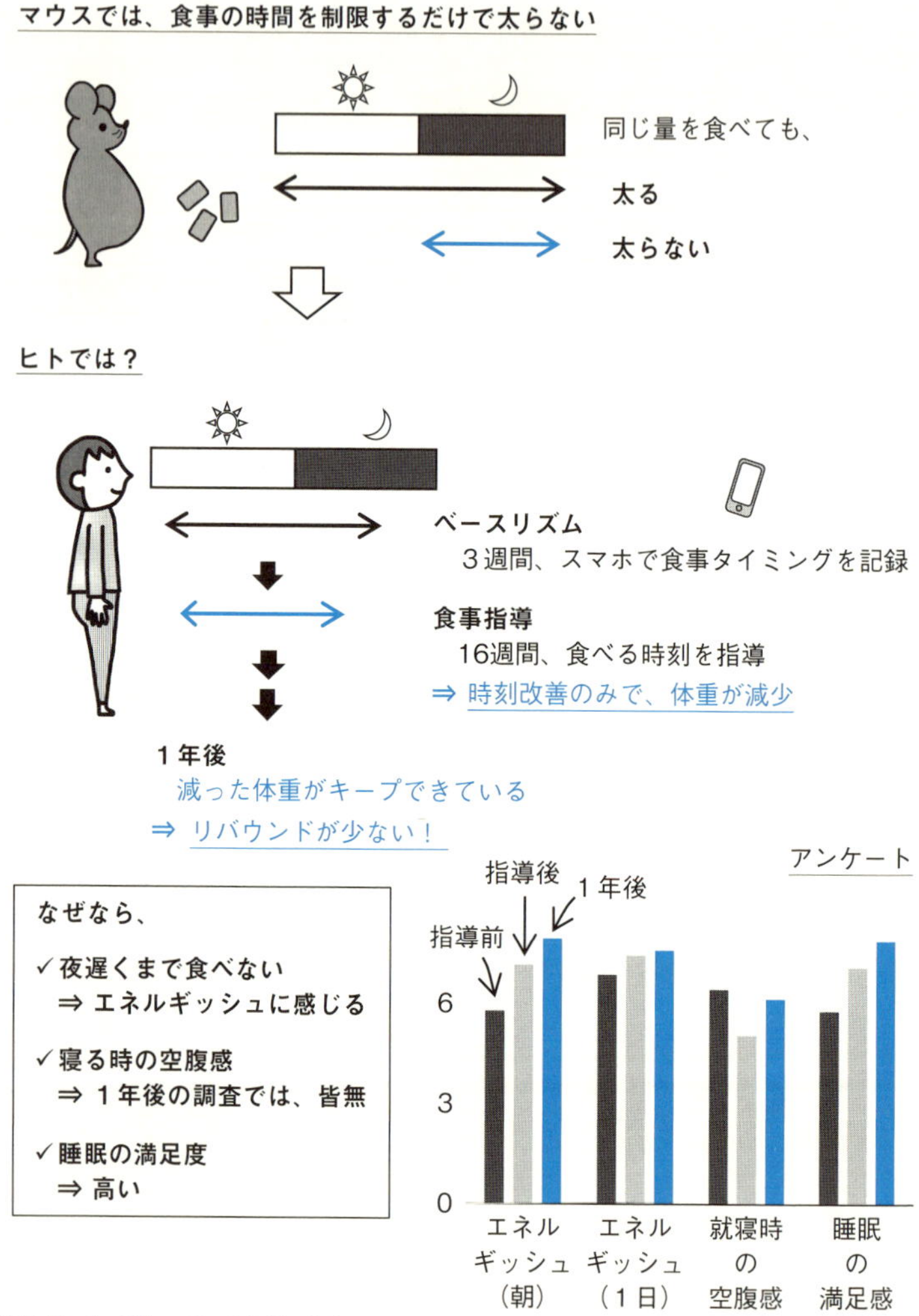
マウスでは、食事の時間を制限するだけで太らない
同じ量を食べても、
太る
太らない
ヒトでは？
ベースリズム
3週間、スマホで食事タイミングを記録
食事指導
16週間、食べる時刻を指導
⇒ 時刻改善のみで、体重が減少
1年後
減った体重がキープできている
⇒ リバウンドが少ない！
なぜなら、
✓夜遅くまで食べない
⇒ エネルギッシュに感じる
✓寝る時の空腹感
⇒ 1年後の調査では、皆無
✓睡眠の満足度
⇒ 高い
アンケート
指導前
指導後
1年後
0
3
6
エネルギッシュ（朝）
エネルギッシュ（1日）
就寝時の空腹感
睡眠の満足感

文献［1、2、33］のデータを元に作成

ことがわかりました。

じつは、**食事の時間を制限する方法は、定着率が非常に高かったのです**。

世の中には、様々なダイエット法があり、高い金額を請求するけれども確実に結果にコミットしますよという有名なサービスもあります。確かに、その手のサービスも、指導中は体重がよく落ちます。とくに、糖質制限の食事に切り替えると、1～2カ月で体重はぐっと落ちます。しかしながら、その後、指導がなくなると、どうしても糖質を食べてしまいますし、運動トレーニングも続かず、あっという間にリバウンドしてしまうのです。

ダイエットの成功のカギは、体重が落ちた後に、それを継続できるかというところにあります。「糖質（ごはん、パン、パスタなど）」や「食べる量」を制限し続けなければならないというのは、非常に過酷で難しいですね。一方で、食事時間だけを制限する方法は、食べる中身を制限していない（好きなものを食べられる）ので、満足度が非常に高くなります。無理なく継続できるという点で非常に優れているのです。

この論文の中には、被験者たちのアンケート結果もあります。それを見ると、エネルギッシュさについて10点満点でスコアをつけてもらうと、朝についても、1日を通した評価についても、食事指導前と比べて、指導後に点数が上昇しています**（図3-1下）**。

食事時間を短くしたからといって活力が落ちることはないのです（むしろ上がっています）。また、寝る前の空腹感については、16週間の食事指導後には指導前よりも若干スコアが低下しますが、1年後の再調査時には元に戻っており、習慣化したことで空腹感を感じることなくベッドに入れるようになっています。さらに、睡眠満足度については、食事指導直後と1年後の両方で、指導前よりもスコアが上昇しています。**夕食の時刻を少し早めることで、睡眠の質が向上した**ことがうかがえます。

週7日間、毎日実行する必要があるのか？

食事の時間を1日の中で12時間くらいにおさめなければいけないとすると、夕飯を早く食べなければならない人が多いと思います。これを長く続けていると、たまには羽目を外したくなることもあるのが人間です。そこで、どのくらいの頻度であれば、はめを外しても大丈夫かというところを、パンダ教授のグループは、再びネズミを使って検証しています。[2]

基本的には1日に12時間だけ食事を与えますが、週に（連続した）2日は、24時間自由に餌を食べられるグループを作りました。これは、ヒトの平日と休日をイメージして、平日は時間制限するけれども、週末は好きに食べるという感じです。

なんと、このグループのネズミも、ほとんど太ることはなく、健康的な身体を維持できることがわかりました。これは、週に5日間、連続して食事時刻を規則正しく保っていますので、体内時計がしっかりと整っているものと考えられます。週に2回、いつもの12時間よりも前後にはみ出して食事をしたとしても、おそらく体内時計のリズムが若干ずれる程度で、再び、平日モードの食事リズムに戻ると、体内時計もすぐにリセットし直せるものと解釈できます。

日ごろから規則正しく生活して、ベースのリズムをしっかり作っておくと、1〜2日食事のタイミングが間延びしても、ノイズとして吸収してくれそうです。

朝食には炭水化物とタンパク質

前章では、朝ごはんの重要性をしっかりと説明しました。朝ごはんを食べることにより、やる気とパフォーマンスが上がり、身体は燃焼系になるし、頭もしっかりと働くようになります。体内時計に朝の時刻情報を届けるためには、朝ごはんを確実に食べたいところです。

朝食による体内時計の時刻合わせには、炭水化物とタンパク質の組み合わせが良いと説明しました。この組み合わせを考えながら、毎日、同じ時刻に朝ごはんを食べることで、体内時計の時刻情報をしっかりと合わせ、深いリズムを作りましょう。

栄養バランスが取れていれば、量としてはそれほど多くは必要ありません。大塚製薬の暗算作業試験でも、４００キロカロリーの朝ごはんで十分な効果が得られていました。このくらいを目安にして摂取したら良いでしょう。もちろん、これよりちょっと少なくても効果はあると思われますので、まったく食べないよりは、少量でも良いので食べるように心がけましょう。

朝食でサルコペニアを防ぐ

最近、「**サルコペニア**」という言葉が広まってきました。これは加齢に伴う筋肉量や筋力の低下のことを意味します。

筋肉というのは、通常、合成と分解を繰り返しており、分解量が合成量を上回ると筋肉が減少してしまいます。合成を促進する刺激としては、運動負荷やタンパク質の摂取が挙げられ、分解を促進するのが運動不足や栄養不足になります（**図3-2**）。

つまり、筋肉量を増やすためには、筋肉を使い、栄養（とくにタンパク質）を十分に摂取するというのが基本です。筋肉の合成を促す負荷としては、軽い負荷を沢山かけるよりも、重い負荷を集中してかける方が効果的で

図3-2 朝ごはんにタンパク質を食べてサルコペニア予防をする

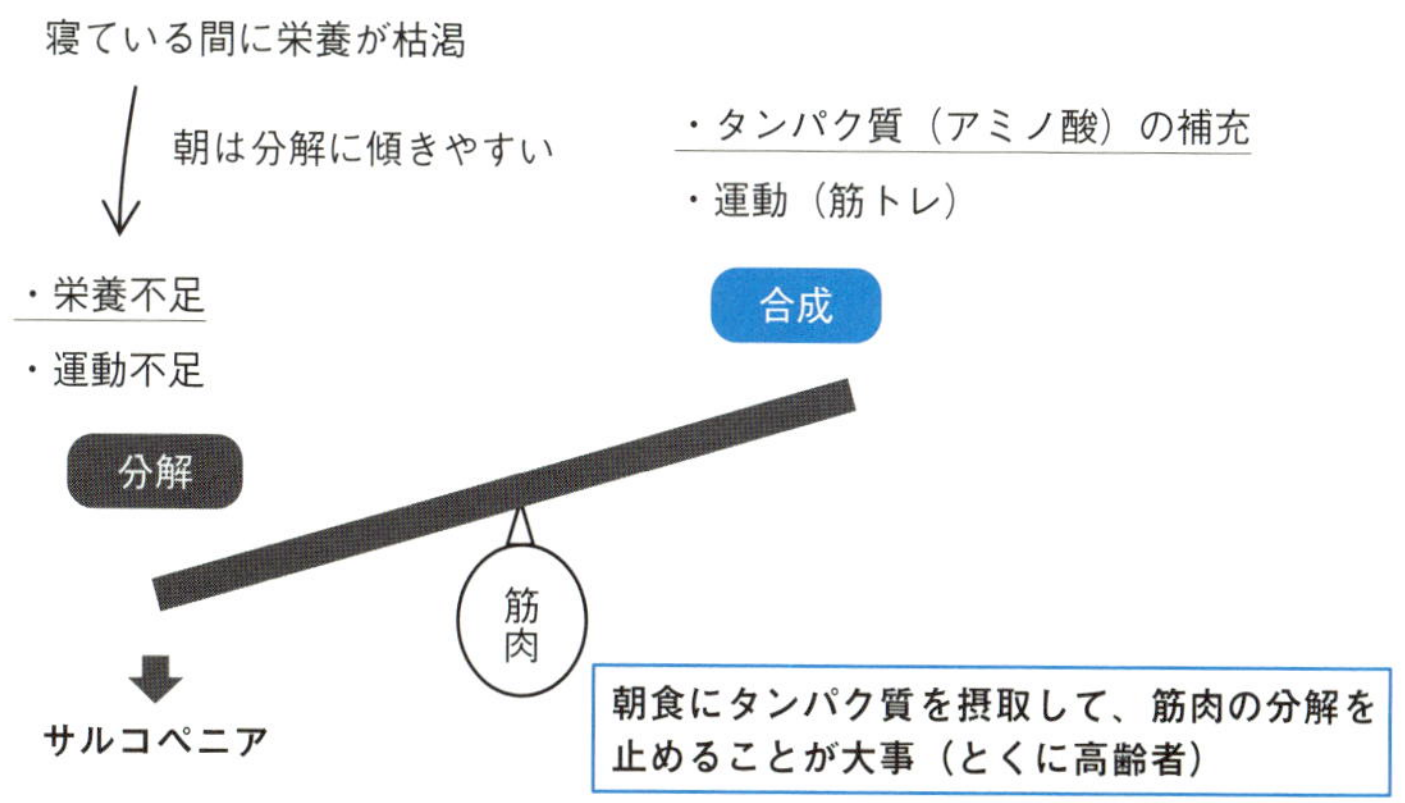

あることがわかっています。その効果は数日間続くと言われていますので、いわゆる筋トレというのは、毎日行わなくても、週2〜3回でも十分な効果があると考えられています。

栄養の効果に関しては、まず、エネルギーが不足すると、身体は脂肪や筋肉を分解してエネルギー源として利用しようとします。絶食時間が長くなると筋肉の分解が始まりますので、朝ごはんを抜くと、前の晩に食事を終えてからの絶食時間が長くなりますので、筋肉が分解されてしまいます。実際に、若年者であっても、朝食欠食者は筋肉量が少ないことが報告されています。[34] また、高齢者の筋肉の維持量は、タンパク質の摂取量と相関していることもわかっています。[35]

そこで、朝ごはんにタンパク質をきちんと摂取することで、筋肉の分解を効果的に防ぐことができます。タンパク質と言うと、肉を思い描く人も多いかと思いますが、肉の塊に限る必要はまったくありません。魚や卵、乳製品でも構いませんし、大豆食品もタンパク質を多く含みますので、豆腐や納豆も十分に効果的です。また、かまぼこやハム、ソーセージなども手軽にタンパク質を補える食品ですので、朝ごはんに向いていますね。

とくに年配の方は、胃の働きが低下しており、タンパク質の消化酵素が十分に分泌されていない人が多いので、吸収しやすいタンパク質の摂取をおすすめします。具体的には、チーズやヨーグルト、納豆などの発酵食品です。発酵食品は、微生物の力を利用した食品ですので、微生物の消化酵素でタンパク質がある程度分解されていますので非常におすすめです。また、最近では、筋肉の合成刺激として効果が高い分岐鎖アミノ酸（BCAAとも言われる）のサプリメントも出ています。これを朝食時に加えるというのも1つの良い方法だと思います。

一般的な人の食事パターンでは、夕食のタンパク質摂取量が多く、朝食のタンパク質摂取量が少なくなりがちです。しかし、**筋肉の分解を抑える観点からは、1日あたりのタンパク質の総摂取量が同じでも、偏りがある摂取方法よりも、朝・昼・夕と平均的に摂取した方が、効果が高い**ことがわかっています。タンパク質が不足しがちな朝に、積極的に摂取するように意識を持ちましょう。

朝の魚肉ソーセージは金

朝食のタンパク質源として私がおすすめするものの1つとして、魚肉ソーセージが挙げられます。

タンパク質が多く含まれていますので、夜間の絶食による筋肉の分解を止めてくれます。また、炭水化物と合わせることで、体内時計を効果的にリセットし、熱産生や学習効果の上昇も期待されます。さらに魚油が含まれていますので、インスリンの分泌を促すことによる血糖値上昇の抑制や、体内時計のリセット増強にも役立ちます。

それともう1つ、**魚油は中性脂肪を抑える効果がありますが、この効果は夜に摂取するよりも、朝に摂取した方が高いことがわかっています**。これは、産総研とマルハニチロが行った共同研究によります[36]。

マウスに魚油を摂取させる実験ですが、活動期前半の食事（ヒトの朝食に相当）に魚油を与えるグループと、活動期の後半（ヒトの夕食に相当）に魚油を与えるグループを作ると、朝食で摂取させたグループの方が中性脂肪を抑える効果が高いことがわかりました。また、血中のＤＨＡ量を調べてみると、やはり、朝食で摂取した方が高くなっていることがわかりました。

その後、ヒト試験も実施しています。魚肉ソーセージを朝あるいは夕に、８週間、食べてもらっています。その結果、マウスと同様に、朝に摂取したグループの方が中性脂肪の低減効果が高くなることが明らかになっています。

栄養素の吸収や分解、排出などにも体内時計が関わっていることが知られており、食べる時刻によって、身体に滞在する時間も変わります。少なくとも、魚油に関しては、もともと良い効果がいろいろと知られていますが、朝に食べることで、より多くの恩恵が受けられそうです。

前の晩に遅くまで食べてしまったら

前の晩の遅い時間に食事を摂ってしまった場合、次の日の朝食はどうしたら良いでしょうか？

体内時計の観点からは、少なくてもよいので、いつもと同じ時刻に朝ごはんを食べるのが良いと思われます。その理由は簡単で、体内時計を後退させないためです。ただし、まったく食欲がないというのであれば、胃腸のために朝ごはんを抜くこともありだと思います。その場合、昼ごはんは食べた方が良いことと、夕飯の量を減らすことがポイントです。朝、昼と抜いて、夕飯のころにはお腹がすいたから沢山食べるということをしてしまうと、体内時計は明らかに後ろにずれて夜型にシフトします。体内時計がずれるときに身体のパフォーマンスが悪くなりますので、なるべく体内時計はずらさない食事リズムを心がけるのがベターです。

また、少し極端な方法ですが、夜遅くまで食べ過ぎた次の日は断食してしまうというのは、1つの方法だと思います。もちろん、健康な人が対象で、何か病気を抱えている方、高齢の方、妊娠中の方、子供などには、まったくおすすめしない方法です。先ほど出てきました通り、筋肉の分解は促進されますので、それを取り戻せる人が対象です。

じつは、動物実験では、カロリー制限と並んで寿命を延ばす方法としてよく知られているのが、**インターミッテントファスティング（Intermittent Fasting：間欠的絶食）**です。

これは、自由摂食と断食を交互に繰り返すもので、1日の中で食べる時間帯と絶食する時間帯を作る方法（時間制限給餌）や、1日おきに餌を食べられる日と絶食の日を繰り返す方法、あるいは、もっと長期的に摂食と絶食を繰り返す方法などがあります。

ネズミの実験では1日おきに餌を与える方法がよく行われてきましたが、これにより、毎日いつでも餌を食べられるネズミよりも、長生きすることがわかっています。[37]

ちなみに、カロリー制限やインターミッテントファスティングというのは、体内時計の観点からは、規則正しいリズムを作りやすい方法です。いつも腹ペコの状態で食事になりますので、体内時計はそこに合わせて時刻合わせを行います。通常、研究者は、実験条件がぶれないように、同じ時刻に餌を与えますので、規則正しく、綺麗なリズムになるのです。それが、動物試験で寿命を延ばしたり健康効果を生み出している一因である可能性が考えられます。

夕食が遅い人は分食すべし

遅い時間の食事は、体内時計を後ろにずらす作用が強いので、なるべくは避けたいところです。そうは言っても、仕事の都合上、夕飯が遅くなってしまう人は沢山いるでしょう。

そこで、遅い時間の食事による悪い効果を和らげる方法としておすすめなのが分食です。

具体的には、**通常の夕飯の時間やちょっと早い時間に、少し食べておく**ということです。そうすれば、仕事が終わった後に食べるとしても、空腹感がそこまで大きくありませんので、必要以上に食べてしまうことも少ないですし、血糖値の上昇も分散されて穏やかになります。何よりも、体内時計の後退作用が弱くなると考えられますので、翌日への影響が小さくなります。

夜の塾に通う子供の親御さんから、夕飯が塾の後では遅くなってしまうがどうしたら良いでしょうかという質問をよく受けます。

その場合、塾に行く前に少し食べさせてくださいと答えています。脳を働かせるために甘いものが良いのではという話も聞きますが、お菓子のような甘いものは、食べた後に血糖値が急上昇し、その後、インスリンの作用で急降下することがよくあります。血糖値の変動が大きいと集中力も途切れやすいので、そういうものよりは、夕飯の内容を前もって少量食べさせるというのが良いと思います。

血糖値をコントロールする

血糖値の話が出ましたので、ここでもう少し詳しく説明しましょう。

血糖値というのは、その名の通り、血液中のぶどう糖（グルコース）の濃度です。ジュース類（とくに炭酸飲料）は、「ぶどう糖果糖液糖」が主原料として使われているものも多いですし、液体で吸収も良いですから、血糖値の急上昇を引き起こします。ごはんやパンに多く含まれるデンプンも、分解されると、ぶどう糖になりますので、食後、消化に伴って血糖値が上昇します。つまり、食事をすると、含まれる炭水化物（糖やデンプン）の量に応じて血糖値が上昇します。

血糖値が上昇すると、身体はエネルギーが補充されたと感知し、すい臓からインスリンが分泌されます。インスリンは、筋肉や脂肪組織など、全身でぶどう糖の利用を促進します。その結果、血液中からぶどう糖が消費されることにより、血糖値は徐々に下がります。血糖値が元のレベルまで下がるとインスリンの分泌が止まり、再び安定します。

通常、糖というのは大事なエネルギー源ですので、血流に乗って腎臓まで運ばれても、尿にはならずに、再び吸収されて身体に戻ってきます。つまり、尿中には排出されません。ですが、血糖値が上がり過ぎると、腎臓での再吸収が追いつかず、尿中に糖が排出されてしまいます。この状態がいわゆる糖尿病です。

◇24時間の血糖モニタリングとスパイク

最近の研究から、糖尿病の前段階として、食後の血糖値が非常に高くなる人がいることがわかってきました。

このような血糖値の急上昇を「**血糖値スパイク**」と呼び、注意が必要とされています。血糖値スパイクは、通常の健康診断では、気づかれにくい性質があります。健康診断の採血というのは空腹状態で行うため、通常は、前の晩から食事を摂らないで来てくださいと言われます。つまり、健康診断で調べている血液は、空腹の状態ですので、食後の血糖値スパイクがわからないのです。

ただし、まったく手がかりがないかと言うと、そうではありません。血液検査の項目にあるヘモグロビンＡ１ｃ（HbA1c）というものは、過去3カ月くらいの血糖値レベルを反映することがわかっています。平均的に血糖値が高い人はこの値が上昇しますので、食事のたびに血糖値が急上昇している人も、この項目がひっかかることがあります。空腹時に測った血糖値は正常でも、ヘモグロビンＡ１ｃの値が高い人は、病院に行って、糖負荷試験という検査をしてもらえば、食後の血糖値変動が正常かどうかがわかります。

血糖値スパイクは、糖尿病の前段階と考えられており、本当は早く見つけて、血糖値が上がり過ぎないような食生活にする必要があります。そこで最近、24時間の血糖値をモニタリングできる機器が出回り始め、一般の人でも入手可能なものがありますので、紹介しましょう。

アボット社が出しているFreeStyleリブレというのが、その代表格です。日本でも、アマゾンなどで購入することができます。本体とセンサーを組み合わせて使いますが、両方とも7～8千円程度です。ただし、センサーは2週間の使い捨てですので、それ以上の期間で測りたい人は、結構お値段がかさみます。普通は2週間測定すれば、自分の体質や現在の食生活がこれで良いのかわかりますので、1年あるいは数年に1回測るだけでも十分に有効だと思います。

使い方はいたって簡単で、説明書にしたがって、センサーを二の腕の裏側に貼るだけです。センサーの裏側には小さな針がついていて、皮膚の中にちょっと入ります。それが血糖値を15分間隔で24時間モニタリングしてくれます。正確には針は血液まで届きませんので、間質液（細胞と細胞の間にある液体）のぶどう糖の値を測定していますが、血糖との相関が明らかになっていますので、基本的には血糖を反映しています。

私の感覚では、センサーをつけて数日もすると、センサーをつけていることすら忘れてしまうほど違和感がありませんでした。お風呂もそのまま入れます。

◇食べる時刻と血糖値

図3-3に、このようにして測った、1日の血糖値変化の例を挙げます。

3回のピークが見られますが、それぞれ朝食、昼食、夕食を食べた後の血糖値の上昇を示しています。

ここで血糖値のピークの大きさに注目すると、朝、昼、夕の順に大きくなっています。これは、食べる量の問題もあるのですが、時刻の影響があります。仮に、朝、昼、夜の食事で同じ量を食べたとすると、血糖値の上昇は、健康な人であれば朝食後の上昇が最も小さく、夕食後の上昇が最も大きくなります。[38, 39]

図3-3　血糖値の食後変動（24時間モニタリング）

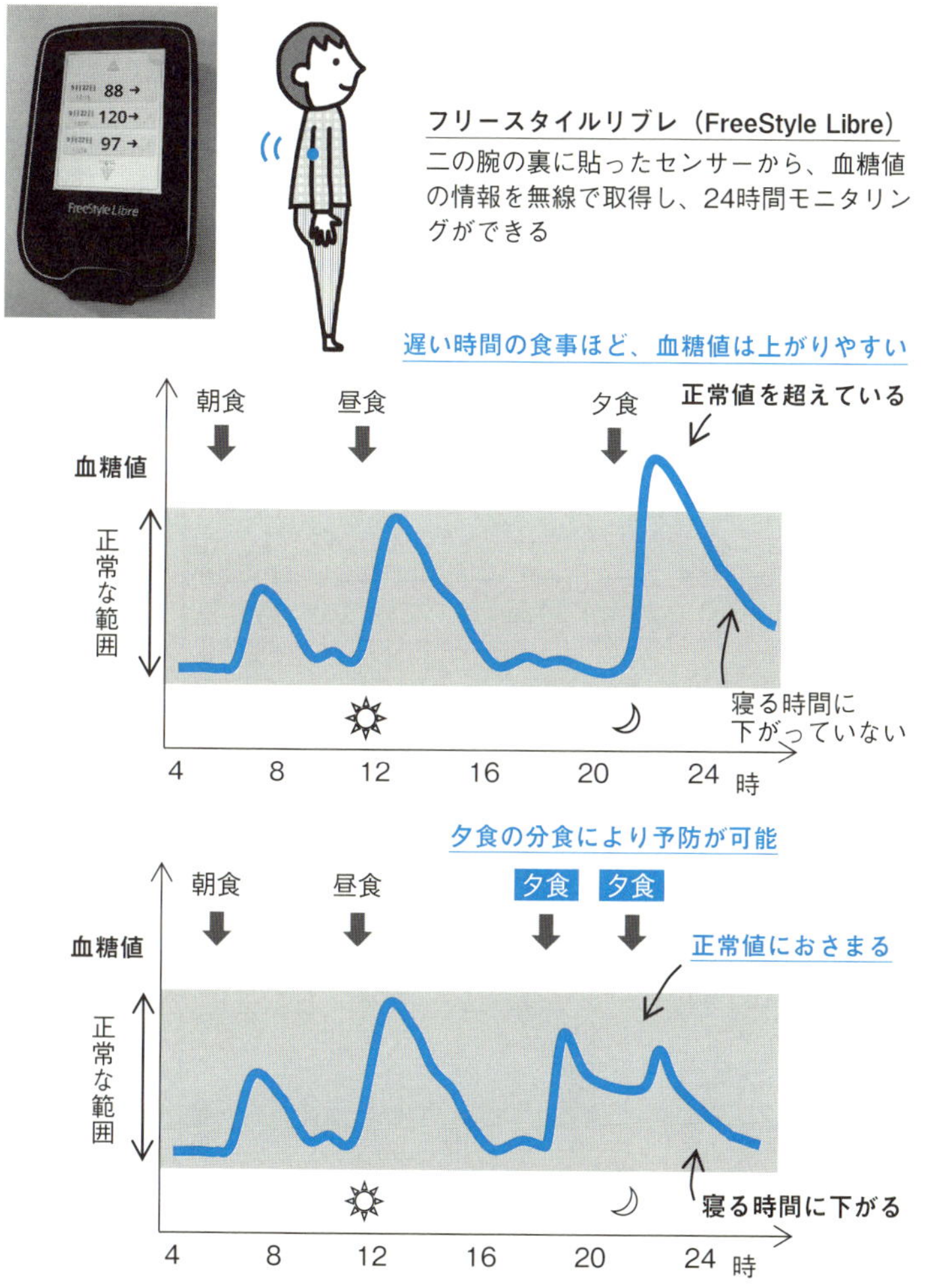

フリースタイルリブレ（FreeStyle Libre）
二の腕の裏に貼ったセンサーから、血糖値の情報を無線で取得し、24時間モニタリングができる

これは、**インスリンの分泌量や働き方に時刻依存性がある**ためだと考えられています。膵臓の体内時計はインスリンを24時間リズムで分泌させ、筋肉、肝臓、脂肪組織などの時計は、インスリンの働き方（インスリン感受性）にリズムを生み出しています。第5章でも解説しますが、**体内で時差が生まれるような生活をすると、全身での代謝リズムがおかしくなり、血糖コントロールも悪くなります**[40、41]。

通常の生活パターンの場合、朝はインスリンが働きやすいため、血糖値が上昇してもすぐに抑制されます。一方で、夜はインスリンの働きが朝ほどは強くないので、血糖が上がった状態が続きやすくなります。つまり、夜ごはんを沢山食べると、血糖値がより上がりやすくなってしまいます。1日1食で、夕食のみという人がいますが、このような人は、空腹の影響でさらに血糖値が上がりやすくなりますので、糖尿病予防の観点からは、非常によろしくない食べ方になります。

もちろん、遺伝や体質によって、糖尿病になりやすい人とそうでない人がいますので、一概にそのような食べ方を否定はしません。ただし、糖尿病になりやすい体質の人がこのような食事パターンを実践していると、糖尿病発症のリスクが高まってしまいますので、気をつけたいところです。

◇食べる順番と血糖値、そして、セカンドミール効果

糖尿病予防の観点からは、一度に沢山の食事を摂るのではなく、1日の中で小まめに分食する方法が推奨されています。1日の総摂取量が同じであれば、血糖値の急上昇が少ない分食方法が良いということです。

また、朝ごはんの方が血糖値の上昇が起きにくいので、早い時間ほど沢山食べても平気で、遅い時間になるほど、量を気にした方が良いということもあります。そしてもう1つ、1回の食事の中でも、何から食べるかということも血糖値に影響することがわかっています。

「食べる順番ダイエット」というような言葉が流行ったりしていましたので、何となくご存知の方も多いかもしれません。

具体的には、**炭水化物（ごはん、パン）を先に食べると血糖値の急上昇が起こりやすいですが、その前に、野菜、肉、魚、食物繊維などを食べるだけで、最終的には同じ物を同じ量食べたとしても、血糖値の上昇が緩やかになります（図3-4上）**[38]。

最初にご飯ものを食べてしまう人と、最後にご飯ものを食べる人とでは、この習慣を

図 3-4　食べる順番と血糖値、そして、セカンドミール効果

食べる順番

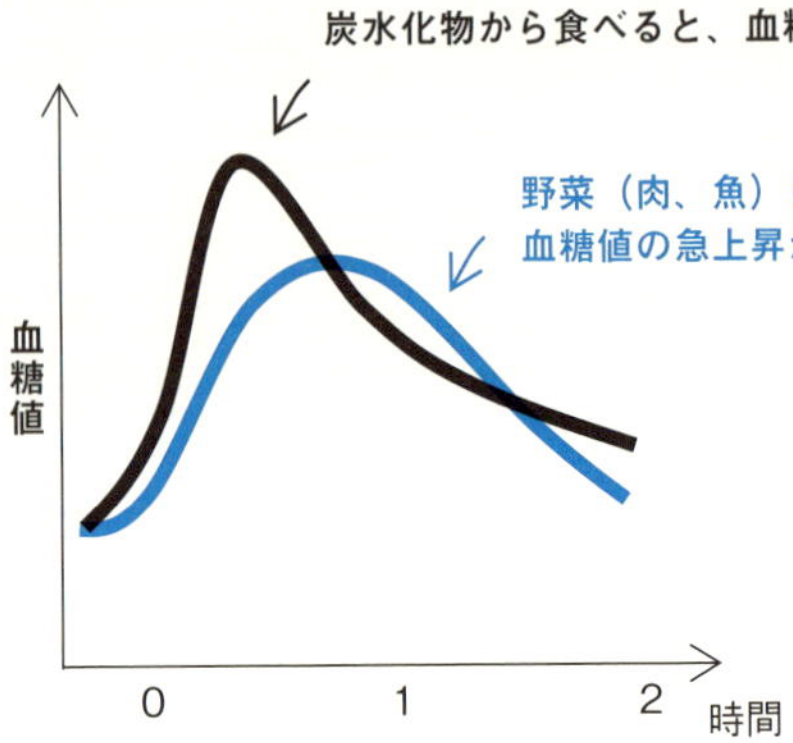

セカンドミール効果

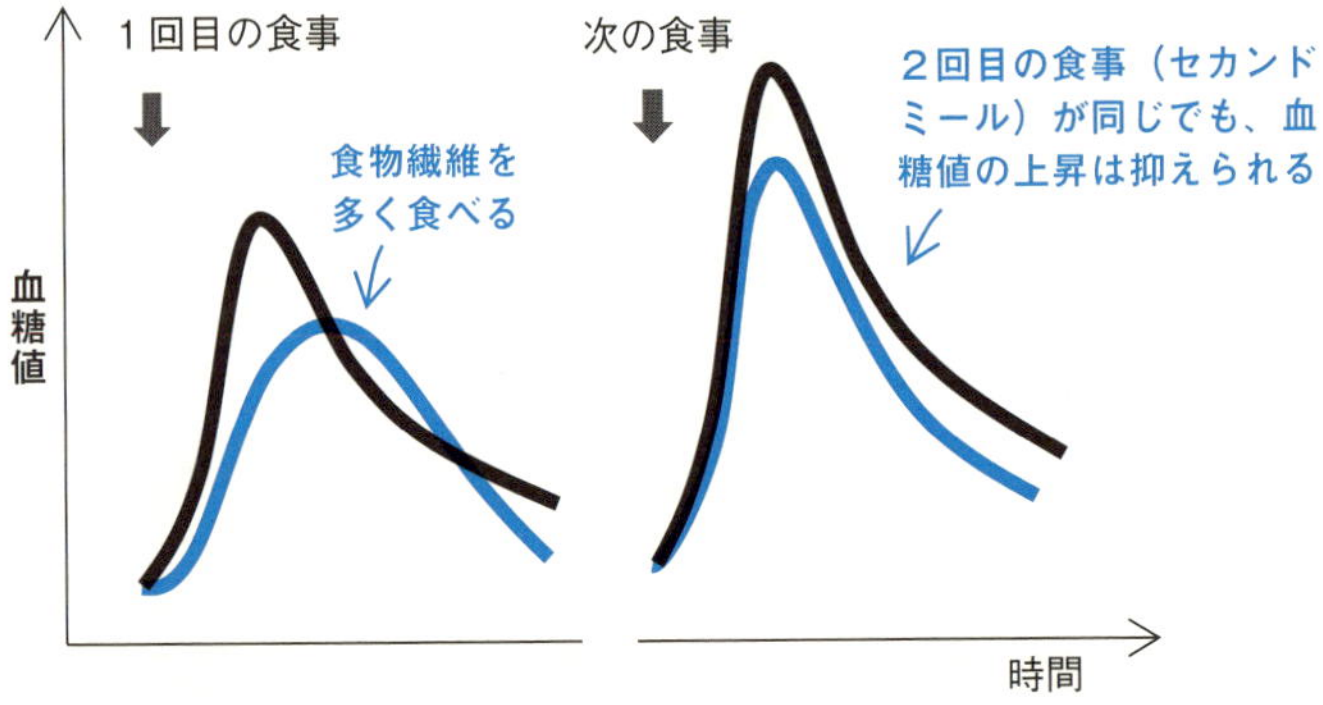

参考：文献［38］

長く続けたときの糖尿病リスクはだいぶ差がつくものと考えられます。食事は、ゆっくりと時間をかけて、コース料理のように食べるというのは、精神的な余裕のみならず、健康の余裕も生み出すということですね。

1回の食事に限らず、前の食事に食べたものが、次の食事の血糖値上昇に影響を与えることも知られています。これを2回目の食事に影響が出るということで**「セカンドミール効果」**と呼びます。具体的には、食物繊維を多く摂取すると、その食事だけでなく、次の食事による血糖値の上昇も抑えられることが知られています**（図3-4下）**。

この観点から、食後血糖が上がりやすい人は、朝食や昼食に野菜やきのこなど、食物繊維が豊富な食材を食べることで1日を通して血糖値上昇のリスクを低減させることができます。

◇おやつも有効活用できる

血糖値コントロールの観点からは、「おやつ」を有効に活用することも1つの手です。

まず、1日あたりに食べる総量が同じであるならば、小まめに分けた方が血糖値の急上昇が抑えられます。そこで、昼ごはんや夕飯を少し減らして、その分、おやつを食べるというのは理にかなっています。

さらに、セカンドミール効果を利用して、食物繊維が豊富なおやつにすると、夕食の血糖値上昇を抑制する効果も期待できます。例えば、全粒粉のビスケットや、おからクッキーなどが代表例です。食物繊維が含まれていますと、満腹感も出ますので夕飯までがまんできない人にはもってこいですね。

また、チョコレートやクッキーなど、油分を多く含むものは、意外と血糖値を上げにくいことが知られています。[42] 油分があると腹持ちも良くなりますので、やはりおやつに向いています。

体内時計を動かす食べもの

朝食は身体の体内時計をリセットし、朝の時刻情報を与えます。とくに、炭水化物とタンパク質を組み合わせることで効果が高まります。じつは、その他にも体内時計に作用する食品成分の研究が進んでいますので、紹介しましょう。

最初にお断りしておきますと、まだまだ新しい研究分野ですので、ほとんどの知見が動物試験レベルの段階です。ただし、体内時計の仕組みはハエからヒトまで共通しており、とくにネズミとヒトは同じ哺乳類ですから、時計遺伝子の配列や機能は似ています。これまでの時間栄養学研究においても、共通する現象は多く、ネズミの実験からいろいろなことがわかりました（ハエの研究からわかったこともあります）。

また、ヒトで試験することは非常に難しく、現状では、それぞれの臓器の体内時計を測る方法がありません。将来的には、ヒトがどのような食べ物を食べたら、どの組織の体内時計をどのようにコントロールできるか、ということがわかる時代がくると思いますが、10年以上は先の話になりそうです。

◇脂肪が体内時計をおかしくする

ネズミを肥満にさせる方法として、高脂肪食がよく使われます。これは、ヒトでも高脂肪の食事を沢山食べる人が太りやすいのと共通していますので、いろいろと実験がしやすいネズミを使って、肥満になるメカニズムや予防の研究が行われています。

ネズミに高脂肪食を与えて太らせる実験については、すでに紹介しました。24時間いつでも食べられる状態にしておくと非常によく太りますが、活動期のみに食べられる状

態にしておくと、1日あたりの総摂取量が同じでも、あまり太りませんでした。[1,2]

また、高脂肪食を24時間いつでも食べられる状態にしておくと、本来寝ている時間（ネズミの昼間）に起きてきて食べる頻度が増えており、これが肥満の大きな原因になっているのではないかということでした（**図1-4**）。

ここで、食べる時刻が変わっていたということで、高脂肪食を食べているネズミは、体内時計がちょっとおかしくなっているのではないかという疑念が生まれます。そこで、ネズミを真っ暗な部屋で数週間飼育して、ネズミの体内時計リズムを計測した研究者がいます。

すると、普通食を与えたネズミと比べて、高脂肪食を与えたネズミでは、体内時計の長さが少し延びていることがわかりました。[4]

ここで調べている体内時計は、睡眠／活動のリズムを司る体内時計ですので、中枢時計（第4章で解説）ということになります。通常、中枢時計は光で制御されており、食事の影響は受けにくいとされていましたので、この研究報告がなされたとき、多くの体内時計研究者が驚きました。

高脂肪食は、脳の体内時計に影響し、睡眠／活動リズムや摂食行動を変えたものと考えられます。つまり、**高脂肪食を食べることで、知らないうちに行動リズムまで変化している可能性**がありますので、私たち人間としては、それに支配されないよう、食べる時間に気をつけるということが大事になるのです。

◇塩は身体の時計を早起きさせる

塩分の摂り過ぎは高血圧のリスクを高めますので、なるべく摂取量を控えるようにというのが、世界の栄養学の流れです。

WHO（世界保健機関）も、1日の食塩摂取量の目安を5グラム未満に設定しています。ただし、日本食は、塩、しょうゆ、味噌などを多く使いますし、漬物も食べますので塩分の摂取量はどうしても多くなってしまいます。日本の厚生労働省としては、1日の摂取量を男性8グラム、女性7グラム未満に抑えるように推奨しています。

ただし、塩分を多く摂ると高血圧になりやすい人と、それほどでもない人がいることも分かっています。塩分感受性高血圧などと言いますが、適切な塩分の摂取量には個人差があると考えられます。現状では、血液型のように、みんなが自分のタイプを調べることは難しいので、一律の目安となっています。

**図 3-5　食塩が身体の体内時計を早起きさせる
（※食塩の摂り過ぎにはご注意ください）**

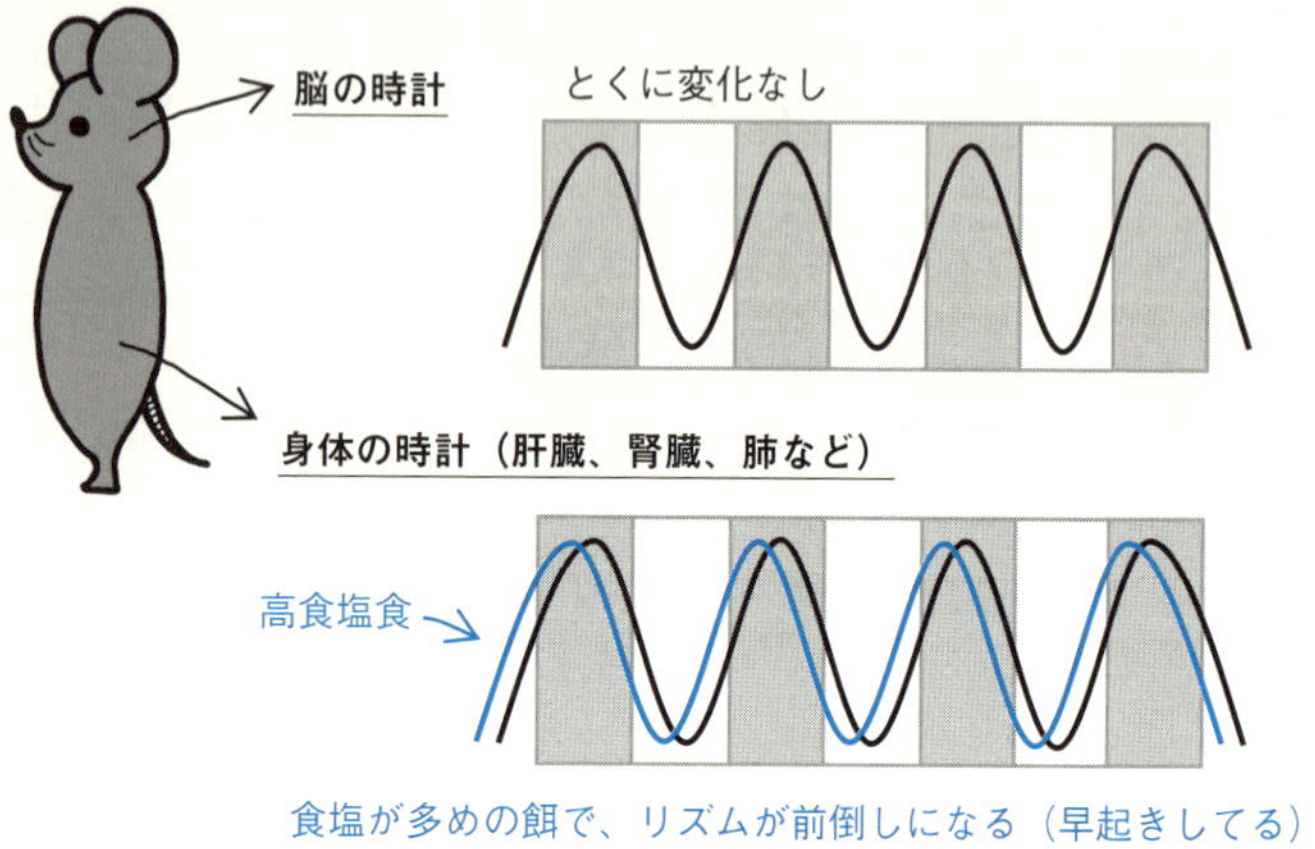

参考：文献［43］

それはさておき、ネズミにも塩分の多い餌を与えると高血圧になるタイプのネズミとそうでないネズミがいます。私は、そうでないタイプのネズミに高食塩食（餌の4％が食塩）を与えたときに体内時計がどうなるのか調べました。[43]

高食塩食に切り替えて、2週間ほど飼育すると、ネズミの行動リズムや食事リズム自体はとくに変わらないのですが、身体の体内時計の時刻が2〜3時間前進することに気づきました（**図3-5**）。

肝臓、腎臓、肺の体内時計の時刻情報を調べましたが、いずれも同じように2〜3時間前進していました。さらに、肝臓機能の24時間リズムについても遺伝子の働きから調べてみましたが、やはり同じくらい前倒しで活動していることがわかりました。つまり、身体の中が、ちょっと早起きしていることがわかったのです。

実は、この現象は、栄養の吸収と関係がありそうだというデータが得られています。糖分やアミノ酸は、腸で吸収されるとき、ナトリウムイオンと一緒に吸収されます。したがって、塩分が多い食事は、これらの栄養素の吸収が促進されるということです。実際、ネズミの食後血糖値を計ってみると、普通の塩分の餌よりも、塩分の多い餌を食べさせた場合の方が、上がりやすいことがわかりました。朝食は、体内時計に朝の情報を与えて、時計の時刻をリセットすることを述べてきましたが、塩分の多い食事は、栄養の吸収を良くすることで、これを手助けしているのではないかということです。

代表的な日本の朝食と言えば、ご飯と味噌汁、焼き魚、漬物です。この塩分がちょっと高めの朝食は、少量でも体内時計をしっかりとリセットできるという観点からは、ちょうど良いのではないかと思います。また、焼き魚でタンパク質が摂れますし、朝から焼き魚が用意できなければ、味噌汁に豆腐を入れても良いですし、卵かけご飯にしたり納豆ご飯にするのも良いでしょう。食後にヨーグルトを食べたり、牛乳や豆乳を飲むのも良いでしょう。もちろん、高血圧のリスクが上がる人もいますので、塩分の摂り過ぎはおすすめしません。ただ、朝ごはんにちょっとだけ塩分を足すと、食欲もそそられますし、腸での栄養吸収も良くなります。それが、身体の体内時計を早起き型にしますので、次の日の朝も食欲がわきやすいですし、腸の運動が良くなって便通も期待できると考えられます。

ちなみに、お通じは体内時計の影響を受けやすい生理現象の1つです。なぜなら、規則正しいお通じのある人は、朝に1回出ますね。1日3回食べていますが、同じリズムで3回出ないのを不思議に思ったことはありませんか？　そして、海外旅行に行くと、日本の朝の時間にトイレに行きたくなる人が多いはずです。

裏を返せば、**腸の体内時計に毎朝しっかりと朝の時刻情報を届けていれば、お通じも規則正しくなりやすい**ということですので、便秘気味の人ほど、規則正しい朝食を心がけましょう。

◇時計のリセットを強化する魚油とインスリン

高食塩食と同様に、身体の体内時計のリセットを手助けする食品成分が、やはりネズミの実験からわかっています。その1つは、早稲田大学の研究グループが報告した魚油です。[44]

ネズミの食事スケジュールをずらして、新しい時刻情報を与えたときに、魚油を混ぜた餌を与えると、肝臓の時計が新しい食事スケジュールに適合するまでの時間が短くなります。これは、魚油に含まれるドコサヘキサエン酸（DHA）やエイコサペンタエン酸（EPA）といったω3（オメガスリー）脂肪酸の効果です。

これらの脂肪酸は、小腸にあるGPR120という受容体に結合し、インスリンの分泌を高めるシグナルを出すことが知られています。インスリンは肝臓の体内時計をリセットする働きを持ちますので、魚油を含んだ食事を摂取することでインスリンの分泌量が増え、肝臓の体内時計が強くリセットされるようです。

同じグループから、もう1つ類似の効果を示す食品の報告があります。[45]

消化性を変えた2種類のスターチを使い、やはりネズミの食事スケジュールを変更したときに、どちらのスターチが肝臓の時計を早く合わせるかという実験です。

その結果、消化の良いスターチの方が肝臓の時計リセット効果が強く出ています。これは、インスリンの結果と似ていますし、メカニズム的には、その前に出てきた高食塩食の実験にも似ています。つまり、朝ごはんに消化の良いスターチを食べれば、栄養の吸収が良いので、朝ごはんによる体内時計のリセット効果が強くなるということです。

さらに魚油のような成分を加えるとその効果が増強されますので、たとえば、おかゆに梅干しと焼き鮭と味噌汁といった朝食は、体内時計をリセットするには理想的な食事であると言えます。消化にも良く、食欲があまりない朝でも食べやすいですね。用意するのはやや面倒ですが、少量の朝食で、しっかりと体内時計をリセットできるという観点からはおすすめです。

◇朝のコーヒー習慣で体内時計をリセット

いわゆる栄養素ではなくて体内時計を調節する食品成分として最も効果が信頼できるものはコーヒーやお茶などに含まれるカフェインです。

アメリカのペンシルベニア大学の研究グループによると、ハエの餌にカフェインを入れると、活動／睡眠リズムの長さが少し延びることがわかりました。[46] つまり、体内時計が延びるということです。

ここで、ハエの体内時計とヒトの体内時計は祖先が同じで原理が共通しています。つまり、カフェインがハエの体内時計を伸ばすのであれば、ヒトやネズミの体内時計も伸ばす可能性があるということです。

そこで私は、マウスにカフェインを飲ませて、体内時計を計測してみました。[47] 通常のインスタントコーヒーに含まれるカフェインと同じくらいのカフェイン水を用意して、水の代わりに与えました。体内時計の長さを測るために、真っ暗な中で2週間飼育します。すると、やはり、ただの水道水を与えたグループよりも、カフェイン水を与えたネズミで、活動／睡眠リズムが延びたのです**（図3-6）**。

カフェインの濃度を上げると、その効果はさらに強くなりました。同じ実験をコーヒーでもやってみましたが、結果は同じで、カフェイン入りの普通のコーヒーを飲ませると体内時計が延びました。一方で、カフェインレスコーヒーを飲ませたものでは体内時計が延びませんでした。

図 3-6　カフェインは体内時計に作用する

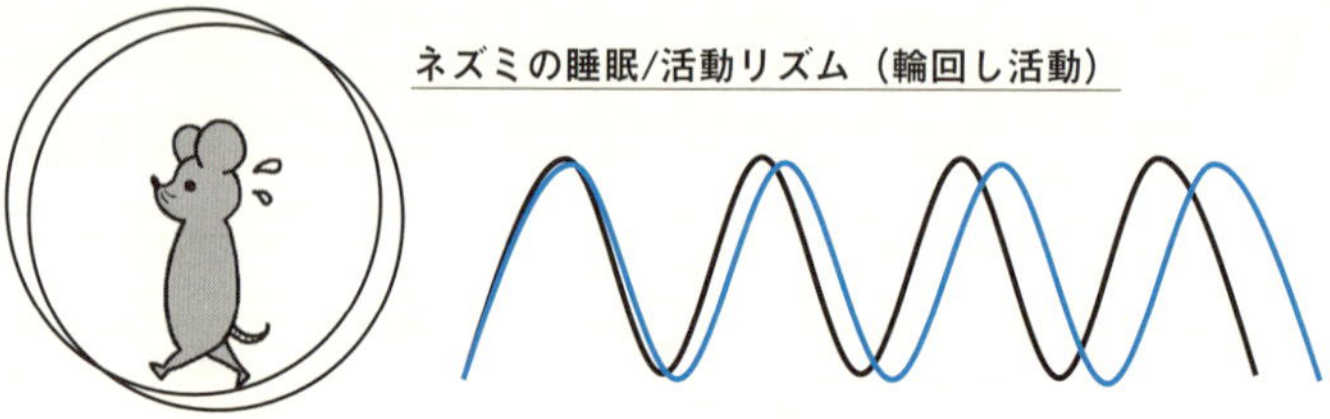

✓ネズミにコーヒーを飲ませると、体内時計の長さが変わる

✓ヒト試験でもカフェインで似たような効果が確認
夜のメラトニンの分泌タイミングが後ろにずれる
⇒ 夕方以降のコーヒーは避けた方が良い

✓ネズミでは、カフェインで体内時計のリセット効果がある
⇒ 朝のコーヒーはおすすめ

参考：文献［47-49］

ということで、カフェインはハエだけでなく、哺乳類の体内時計にも効果があるのです。

さらに、この作用が覚醒作用によるものなのか、それとも体内時計に直接働きかけているのかを調べてみました。そこで、睡眠と体内時計を切り離すために、培養細胞を使いました。培養細胞はマウスの細胞とヒトの細胞を使いましたが、どちらの細胞に対しても、カフェインは体内時計を伸ばしました。このことから、カフェインは、睡眠阻害とは関係なく、体内時計に作用することが明らかになったのです。

その後、他の研究グループからも同様の研究報告がなされています。アメリカのコロラド大学の研究グループでは、培養細胞での追試とともに、ヒトの臨床試験もしています。[48]

ヒトの体内時計を測定するのは難しいので、代わりに血中のメラトニンを測定しています。メラトニンは、体内時計にコントロールされて、夜になると分泌されますので、何時ごろから分泌が始まったかを調べることで、間接的に体内時計の時刻情報が測れます。

ここで、カフェインをエスプレッソ2杯分ほど飲んでもらったグループと、そうでないグループで比較しますと、カフェインを摂取することで体内時計が後ろにずれることが確認されました。ネズミだけでなくヒトの体内時計にも同じ影響を与えるということです。

また、早稲田大学のグループからは、ネズミの実験で、体内時計を伸ばす作用だけではなく、時計の時刻をずらす作用も報告されました。[49]

朝にカフェインを摂取すると体内時計が前に動き、夜に摂取すると後ろに動くという時刻合わせ作用が期待できます。

これらの研究結果から、カフェインを含んだ飲料や食品を上手く利用することによって、体内時計の時刻合わせをスムーズに行える可能性がわかりました。具体的には、カフェインは朝から午前中にかけて摂取するのが効果的で、夕方から夜は避けた方が良いということです。朝や午前中の摂取は、体内時計を朝型にリセットし、眠気も飛ばしてくれますので、とても効果的です。一方で、夕方から夜にかけては、体内時計を後ろにずらしてしまいますので次の日の朝がつらくなりそうです。カフェインの覚醒効果は数時間持続しますので、睡眠を阻害しないためにも夕方以降は摂取を避けた方が良いですね。また、海外旅行時やシフトワークの人は、意識的に体内時計を伸ばして後ろにずらしたり、いつもより早起きしたいときは、やはりカフェインの摂取が役に立つものと思われます。

◇シナモンで時計を進める

まだ、ネズミの実験でしか確認されていませんが、シナモンの香り成分である桂皮酸(シナモン酸)には、カフェインと反対の作用があります。体内時計の24時間周期を縮めるのです。これは産総研の研究です。[50]

ネズミの脳神経細胞を培養し、それに、桂皮酸を添加しています。すると神経細胞の体内時計周期が短くなることがわかりました。そこで、ネズミのお腹の中に、桂皮酸をゆっくりじわじわと出すポンプを埋め込み、真っ暗な中で数週間飼育して活動／睡眠リズムを計測します。すると、やはりネズミの体内時計が短縮し、桂皮酸を投与していないネズミよりも短い周期長で寝たり起きたりを繰り返すことがわかりました。

ヒトでの作用はまだ調べられていませんが、同じように効くのであれば、体内時計を前倒しさせるのに役立つものと期待されます。

◇香りで体内時計を手助け

香り成分による体内時計調節作用の可能性も動物実験から示されています。

ネズミを飼育している明暗スケジュールを変化させると、数日後には、新しい明暗リズムに合わせた行動を取るようになります。このときに、光と一緒に、香りの刺激を与えると、新しいリズムに早く合わせられるという実験があります。[51]

ここで使われている香りは、シダーウッドと呼ばれる樹木から取られた精油です。一般的にもアロマセラピーなどで使われる良い香りです。

光と一緒にこの香りをかがせると、中枢時計である視交叉上核（第4章で解説）に入る刺激が強くなり、新しい光リズムに合わせやすくなるということです。

また、早稲田大学とポッカの共同研究では、レモンの香り成分であるリモネンに、時計遺伝子の発現調節作用があることも報告されています。レモンの香りでも体内時計のリセット効果が増強されるのではないかと期待されます。

じつは、香り成分で生活リズムを整えるというのは、アロマセラピーでは、すでにやられています。

有名なのは、グレープフルーツの香りと、ラベンダーの香りで、それぞれ自律神経に対して反対の作用を示します。グレープフルーツの香りは、交感神経を活性化させ、体温や血圧を上げます。つまり、活動リズムを強化する香りです。反対に、ラベンダーの香りは、交感神経を抑制して体温や血圧を下げます。休息の香りです。したがって、ヒトの場合、グレープフルーツの香りは朝から昼に向いていて、ラベンダーの香りは夜に向いているということになります。

ネズミの実験から、これらの作用には中枢時計である視交叉上核が関わっていることがわかっています。自律神経は視交叉上核の体内時計に合わせて、24時間リズムで、そのバランスがコントロールされています。グレープフルーツやラベンダーの香りは、この経路に作用しているようです。

ちなみに、グレープフルーツの香りは交感神経を活性化しますので、脂肪の燃焼や食欲制御にも効果があるとされています。つまり、ダイエット効果が期待されるわけです。実際に、大阪大学の研究グループがネズミで実験しています[52、53]。コットンガーゼにグレープフルーツの香りとラベンダーの香りを染み込ませて、週3回、15分ずつかがせて6週間飼育しています。グレープフルーツの香りを嗅がせたラットは摂食量と体重が減少し、ラベンダーの香りを嗅がせたラットは、摂食量も体重量も増加しています。少なくともネズミのレベルではダイエットにも効果があるようです。

◇セリンは朝型化の救世主

アミノ酸の1種であるセリンにも、香り成分と同様に、光による体内時計の時刻合わせを増強する効果が報告されています。九州大学とファンケルの共同研究です[54]。

ネズミを真っ暗な条件で1週間飼育してから、20種類のアミノ酸のいずれかを食べさせます。その後に15分間、ネズミを明るい条件に置いて、その後の行動リズムがどれだけ変化するかを調べています。これにより、光による中枢時計のリセット作用を増強するアミノ酸がわかる仕掛けです。

その結果、セリンを食べさせた場合に、光による体内時計のリセットが増強されることがわかりました。実際に、ネズミを時差のある光環境で飼育し、新しい時刻情報にリセットされるまでの期間（時差ぼけになっている日数）も調べています。コントロールとして水を投与した場合は7日間ほどかかっていますが、セリンを投与すると、2日ほど短縮され、5日で新しい光情報に時刻合わせできています。

さらに、ヒトにおいても、類似の効果が現れることを確認しています。21人の男子学生に、1週間、規則正しい生活を送ってもらった後、セリンを3グラム飲んでから寝てもらいます。翌朝、90分間、明るい光を浴びてもらい、その夜にメラトニンが分泌されてくるタイミングを測っています。すると、セリンを飲んだ学生は、セリンを飲んでいない対照グループの学生よりもメラトニンが早くから分泌されており、体内時計が前に動いていたことがわかりました。このような研究結果をもとに、ファンケルではセリンを有効成分とする「快眠サポート」という機能性表示食品（サプリメント）を発売しています。

ちなみに、セリンを寝る前に飲むと、睡眠の質を改善するという報告もありますので、夜に摂取することで睡眠にも体内時計にも良い効果が期待できます。体内時計に関しては、光による朝のリセットを増強していますので、朝にちゃんと起きて、明るい光を浴びることを忘れずに、ということですね。

ちなみに、アミノ酸で言うと、グリシンにもヒトの睡眠改善効果が報告されています。[55]

味の素から、「グリナ」という機能性表示食品が販売されていますね。ネズミを使った試験において、グリシンは視交叉上核（中枢時計）に作用して、睡眠時の深部体温の低下に効いていることが明らかにされています。[56]

実践編：朝・昼・晩。何をどのように食べたら良いのか？

それでは、時間栄養学の知見を活かした食事方法として、具体的にどのようなことに注意したら良いのかを紹介しましょう。

まず、全体として意識すべきポイントは、

・**第一に、食事の時刻を規則正しくすること**

・**第二に、「光のリズム」「活動リズム」「食事リズム」の3つのリズムのピークがずれないようにすること**（理由は第5章で解説します）

・**第三に、1日の最初の食事（朝ごはん）から最後の食事（晩ご飯）までの時間を長くし過ぎないこと（夜間の絶食時間を十分にとる）**

ということです。

そして基本は、**食べたいものほど、朝・昼に食べて、夜は軽めの食事（おつまみとお酒程度）でリラックスするというのが理想的です**。ドイツ流に近いですね。

実際は、そういうわけにもいかないでしょうから、これを基本に、アレンジしましょう。何回か出てきましたが、夕飯が遅くて分量も多いというのは、一番NGです。その場合は、少なくとも夕飯を2つにわけて、早めの時間に少し食べましょう。おやつを上手く利用することもありです。夕飯が早めの人は、しっかりと量を食べてもそれほど問題はありません。**がっちりディナーを食べたい人は、早めの時間に始めてしまう**ということですね。

朝ごはんを抜くのも、基本的にはNGです。昼まで寝ていて、そこから活動する人（完全に夜型の人）は、それでも構いません。しかし、活動時間帯と食事の時間帯がずれることが体内時計の働きを悪くしてしまいます。朝起きて、会社や学校に行く人は朝ごはんを食べる方向で検討してください。

それぞれの食事で摂りたいものや注意点を以下にまとめます。

朝食

- タンパク質（エネルギー不足による筋肉の分解を止める）
- タンパク質＋炭水化物（体内時計のリセット）
- 魚肉ソーセージ、魚の缶詰など（タンパク質が摂れる、ω3脂肪酸による体内時計リセット増強効果と中性脂肪の低減効果）

- 発酵食品（チーズ、ヨーグルト、納豆：タンパク質の吸収が良い）
- 塩分（食欲増進、体内時計のリセット増強）
- カフェイン（コーヒー、緑茶など：体内時計のリセット）

昼食（夜に食べるよりは、昼に食べた方がベターなもの）

- 昼食はがっちり食べて良い
- 好きなもの（カロリーが高いもの、脂肪が多いもの）を昼間に食べる
- 食物繊維（セカンドミール効果による夕食の血糖値上昇抑制）

おやつ

- 食物繊維（セカンドミール効果による夕食の血糖値上昇抑制）
- ケーキを食べるなら、夜よりも昼のデザートやおやつが良い

夕食

- 血糖値は夜がもっとも上がりやすいので、食べる順番を意識する（炭水化物を最後にする）
- 高カロリーになり過ぎないようにする（脂質を摂り過ぎない）
- 時間が遅い人は事前に分食する

- 寝る間際だと睡眠の邪魔をするので、寝る頃にはお腹が落ち着くようにする
- 適量のアルコール（リラックス、血糖値上昇抑制）
- 血圧を下げる食品は夜が良い（第6章に説明あり）

夜は、消化に負担がかからないように、寝る時間の前に余裕を持って食事をしましょうと言いますね。食事を摂ると、胃酸が分泌され、胃での消化活動が盛んに行われます。この状態で横になると、逆流しやすく、逆流性食道炎のリスクが高くなります。とくに、脂肪の多い食事や、アルコールにより、胃の入口である噴門が開きやすくなってしまいますので、このような食事は要注意です。

特別章①

体内時計と代謝をリセットする食事法「インターミッテントファスティング」

食事時間だけで寿命は延ばせる

寿命を延ばすという観点から科学的に最も信頼できる方法はカロリー制限です。動物試験でも1930年代から報告されており、ネズミの試験では、カロリーを減らすほど長生きすることが知られています（**図S1－1**）。[57、58]

ネズミに与えるカロリーを半分程度まで減らせば1・5倍くらい寿命が延びるのです。また、ネズミだけでなく、酵母、線虫、ハエ、魚、イヌ、サルなどでもカロリー制限をすることで、老化遅延や寿命伸長効果が得られることが確かめられています。[59、60]

ヒトにおいても、2年間の試験により、老化物質の減少などの兆候は確認されています。[61]

ただし、カロリー制限は、成長の遅延や栄養失調の問題、空腹との闘いなどがありますので、実際に私たちが長期間実践するのは、あまり現実的ではありません。

そこで注目されるのが、**インターミッテントファスティング**です。これは、絶食と摂食を繰り返す方法で、カロリーを制限する必要はありません。

前に触れましたが、この食事法により、動物では寿命が延びることが知られていま

図 S1-1　ネズミでは、カロリー摂取量を減らすほど寿命が延びる

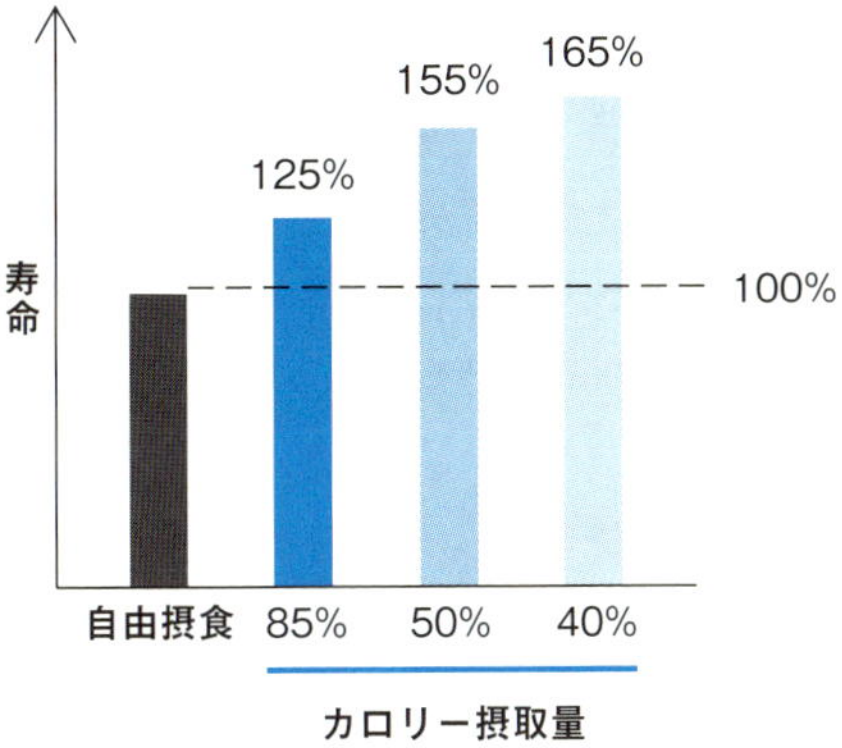

文献［58］のデータを元に作成

す。これも研究の歴史は古くて、60年以上も前から動物試験の結果が報告されています[62]。

インターミッテントファスティングの研究で議論となるのが、食べるカロリーが減ったことで寿命が延びるのか、それとも定期的に絶食することで寿命が延びるのかということです。絶食の時間を長くし過ぎると、結果的に総摂取カロリーが減ります。そうすると、「カロリー制限」と「絶食」の、どちらの効果が出ているのか、区別できない場合が多いのです。

そこで、この疑問を解決すべく、ネズミを使って、「餌の量（カロリー）」と「食べる時間」の両方をコントロールした比較的大規模な実験が最近行われました。[63]

２９２匹のマウスを以下の３つのグループに分けて実験しています。①コントロール群：自由にいつでも食べられる、②カロリー制限群：コントロール群よりも30％少ない餌を決まった時刻に与える、③時間制限群：1日1食でコントロール群と同じ量を決まった時刻に与える（13時間程度で完食し、11時間くらい絶食時間ができる）。

それぞれのグループをさらに2つに分けて、餌の栄養組成も2種類ずつ用意しています。現代人が好みそうな食事（砂糖、脂肪が多く、人工的な栄養素が中心）と、もう1つは、自然素材中心（ビタミンが多く、砂糖や脂肪は少なめ）の食事です。試験は、成長遅延を回避するため、性成熟した4カ月齢から開始しています。ヒトに相当すると思春期を過ぎたあたりに相当します。

その結果、**どちらの餌でも効果に変わりはなく、カロリー制限により平均寿命が28％延び、時間制限により平均寿命が11％延びました。**

カロリー制限をした②のグループは、寿命は延びましたが、かなり痩せています。ちなみに、栄養失調にならないように、必要な栄養素（ビタミン、ミネラル、タンパク質など）は十分に与えています。時間だけを制限した③のグループ（①のグループとほぼ同じカロリー）は、わずかに体重が軽い傾向がありますが、①のグループとほぼ同じでした。

つまり、

- **「食事の時間」を制限する（絶食時間を十分にとる）だけで寿命は延びる**
- **体重を減らさなくても寿命伸長効果は出る**
- **「食事内容（何を食べるか）」よりも、「食事の摂り方（いつ、どれだけ）」が寿命に影響を与える**

ということです。とくに3つ目の結論は驚きですね。長生きしたければ「〇〇を食べろ」ということではなく、「どのように食べるか」が問題なのです。

インターミッテントファスティングはがんを減らす

食事の時間を制限することによる長寿効果が、「絶食時間」の確保によるものであるとすると、もう少し長い間隔で定期的に絶食するインターミッテントファスティングでも効果が得られる可能性があります。

そこで、絶食の頻度が異なる2つの論文を見てみましょう。

マウスに絶食をさせていますが、1つ目の論文は、1日おきに食事を与えています。[37] 前にも出てきましたが、これで寿命が延びることが知られています。もう1つの論文は、月に2回、4日間の断食ダイエット食（1日目はカロリー50％の食事、2〜4日目はカロリー10％の食事：ビタミンやミネラルは充分量）を与えています。[64] するとどちらの結果も、平均寿命が11〜12％ほど延びています。

そして、共通して報告されているのが、「がん」が減ったということです。平均寿命が延びた主要因は、がんが減ったことにより、若くして死ぬ個体が減ったということなのです。

このことから、**定期的な絶食（断食）は、がんの発症を抑える（予防）効果がある**ことがわかります。

超朝型生活による代謝のリセット

ヒトでもインターミッテントファスティングの効果を、短期間ですが、調べている研究があります。そこで1つ注目の論文があります。それは、1日の中で食事時刻を大幅に制限した時間制限法を検証したものです。[65]

糖尿病予備軍の男性を集め、朝8時〜午後2時までの間に3食すべてを摂るという時間制限を課しています。かなり厳しい条件ですが、これを5週間実施しています。ただし体重減少による健康効果と区別するため、カロリーは充分に確保し、体重が落ちないように実施しています。

その結果、体重が落ちていないにもかかわらず、インスリン機能（分泌・感受性）が改善し、血圧が下がり、酸化ストレスも減少したことが報告されています。さらに、夕方の食欲は低下し、少量の食事で満足できる（寝る前の空腹感はそれほど大きくない）という結果も示されています。

じつは、似たような試験を夕方4時以降の時間帯に実施したものについては、良い効果が見られなかったり、反対に悪い効果が出てしまったりしている報告が中心となっています。やはり、早い時間帯に食事を済ませるというのが、ヒトの身体にも良さそうだということになります。

したがって、**代謝改善などを目的とした断食をする場合は、夕方までに1日の食事を済ませ（体重が減少しない十分なカロリーを摂取しても構わない）それ以降の時間を断食にすることで期待する効果が得られるであろう**ということです。代謝を整えるために、定期的に超朝型の時間制限食事法を実践するというのは1つの有効な手段のようです。

第4章

「体内時計」って何者？

ここからは少し、体内時計の仕組みについて解説していきたいと思います。また、体内時計に合わない生活をしていると、なぜ太ってしまうのかなど、自分の身体で何が起こっているのかについても説明していきたいと思います。

サーカディアンリズム

体内時計という言葉はよく聞きますね。体内とついているくらいだから身体の中にある時計ですが、具体的なイメージはわきますか？

オジギソウという草があります。葉っぱに触ると閉じるやつです。じつは、葉っぱが開いているのは昼間の状態で、夜には葉っぱが閉じています。まるで寝たり起きたりしているように見えますので、これを「就眠運動」と呼びます。この就眠運動は、太陽の光や気温に反応しているようにも見えますが、そうではないのです。

フランスのドゥメランという人は、オジギソウの鉢を地下室に持っていき観察をしました。地下室は太陽の光は届かず、1日中暗闇で、温度も湿度もほぼ24時間一定です。

図4-1 光や温度の手がかりがなくても24時間リズムで生活できる

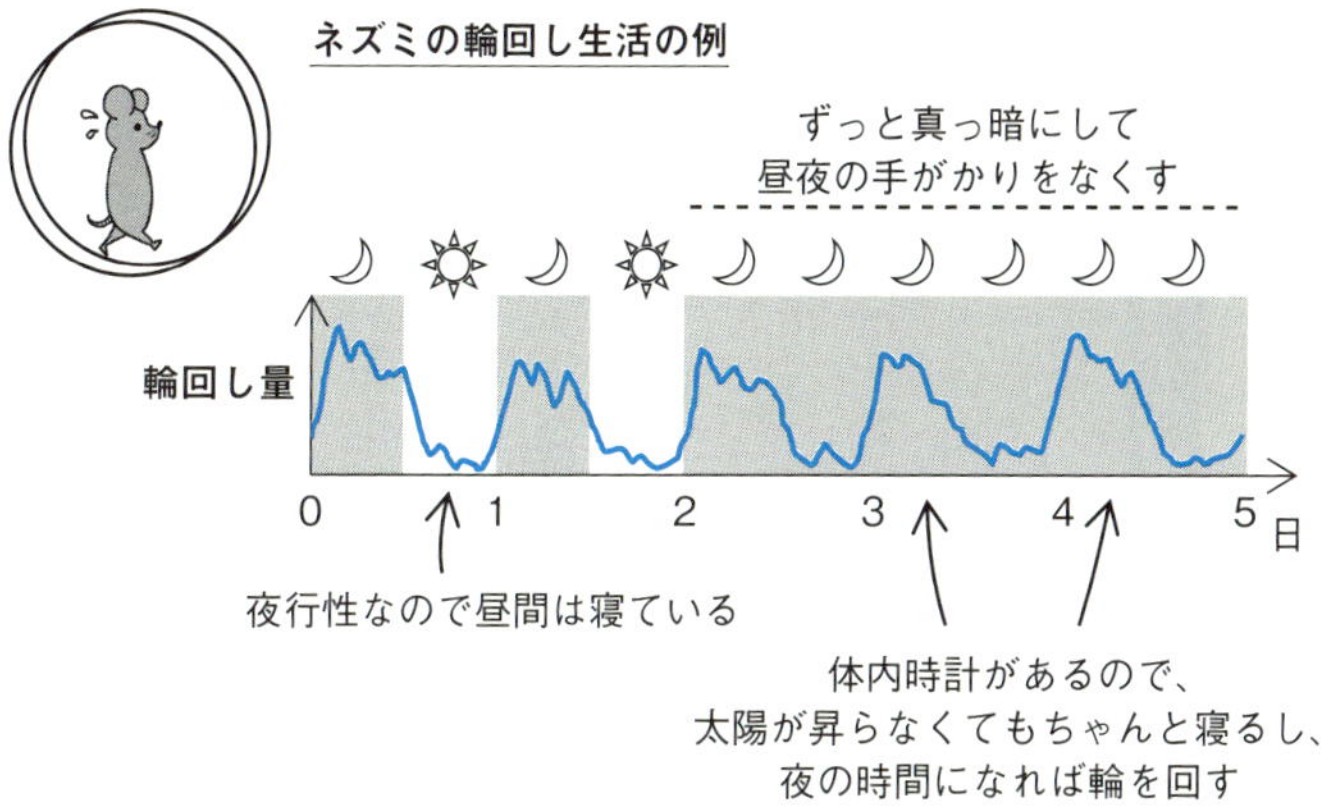

すると、オジギソウは、外が昼間の時間帯には葉っぱを開き、夜になると閉じることがわかりました。つまり、オジギソウは光や温度といった外の世界の刺激に反応しているのではなく、オジギソウ自身の体内にある時刻情報をもとに葉っぱを開閉していたのです。これが体内時計の最初の学術的な論文と言われています。今から約300年前の話です。[66]

ドゥメランと同様に、ハエやネズミを、真っ暗で、なおかつ温度も湿度も一定の防音室で飼育すると、やはり、だいたい24時間リズムで生活することがわかります（**図4-1**）。

この、だいたい24時間のリズムという意味で、専門家は「**サーカディアンリズム（Circa-**

dian rhythm)」と呼びます。おおよそを表すラテン語の「Circa」と、1日を表す「dies」に由来しています。

もちろん人間もサーカディアンリズムを持っています。たとえば、時刻を知る手がかりがまったくない洞窟で、自由に数週間の生活をしてもらうと、おおよそ24時間の周期で寝たり起きたりを繰り返します。最近では、これを実験室で実施します。窓のない防音室で、もちろん、時計やテレビ、インターネット、携帯電話なども使用できません。それでも人は約24時間周期で生活することができるようにプログラムされているのです。動物や植物、昆虫もみな同じです。

地球上の多くの生物は、24時間のリズムを自分の中に持っており、これが体内時計なのです。

2017年のノーベル賞は「時計遺伝子」

1970年代は遺伝学の研究として、様々な突然変異を持ったショウジョウバエが作られました。その中で、アメリカの遺伝学者（物理学者でもあった）シーモア・ベンザー

図4-2 ハエの羽化リズム

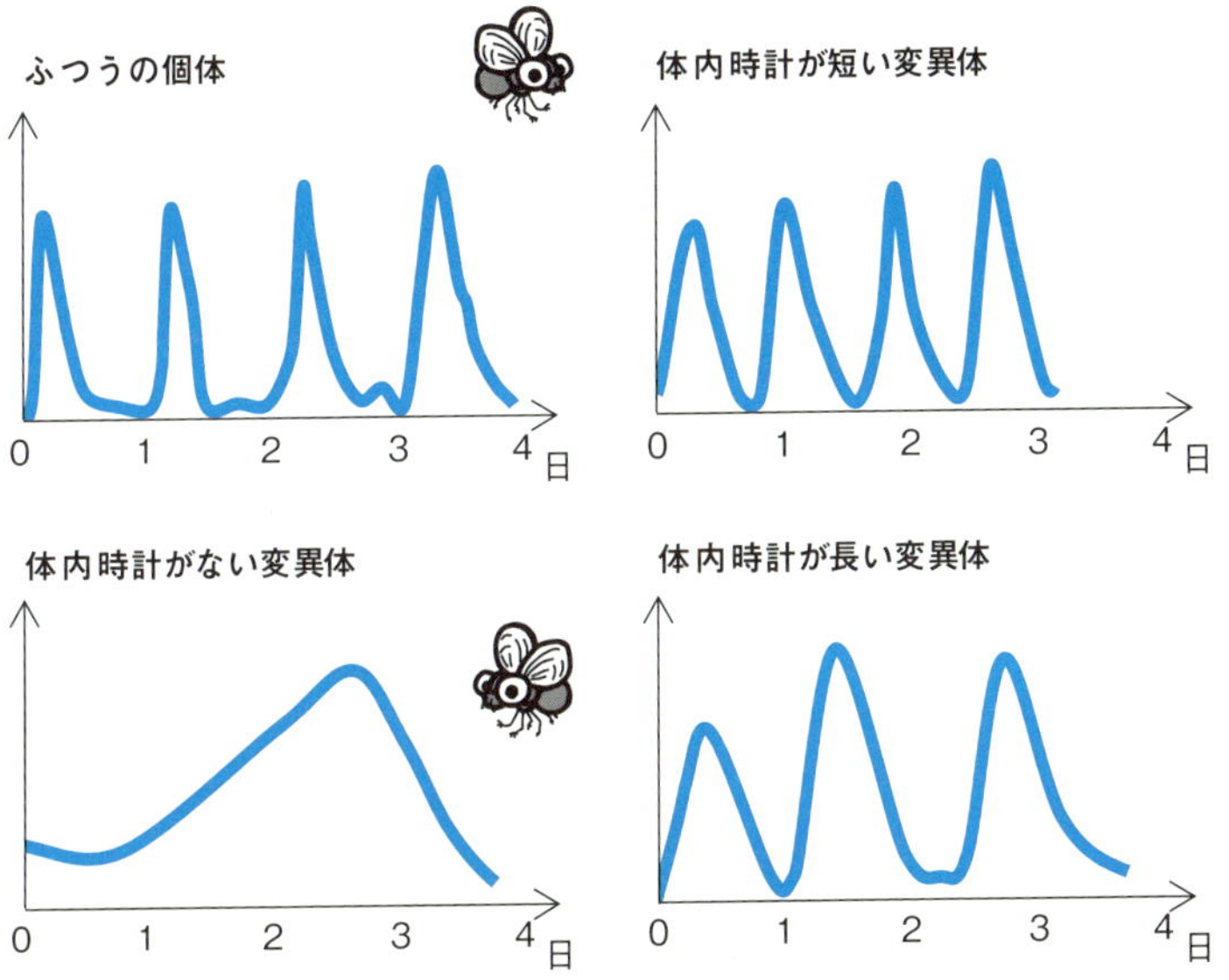

文献［67］のデータを元に作成

という人が、サーカディアンリズムがおかしくなる変異体を作り出しました（図4-2）[67]。

ショウジョウバエの羽化リズムを真っ暗な部屋で計測すると、通常は24時間に近い周期になるのですが、特定の遺伝子の変異を持つハエは、それよりもずっと短い20時間くらいの周期になっていました。また、別の変異体では28時間くらいの長い周期であったり、さらには、周期性が見られない変異体までいることがわかりました。

遺伝子の突然変異で体内時計

がおかしくなるということは、裏を返せば、遺伝子が体内時計を作り出しているということになります。

そこで、どの遺伝子が24時間リズムを作り出しているのかというのを突き止めたのが、2017年にノーベル賞を受賞した3名の研究者です。アメリカの生物学者、ジェフリー・ホール、マイケル・ヤング、マイケル・ロスバッシュです。

その最初に見つかった遺伝子は「*period*（ピリオド）」と名付けられました。「最初」というからには、他にも見つかったということです。ハエでサーカディアンリズムがおかしくなる変異体の遺伝子を追及していったら、最終的には20個近い遺伝子が見つかりました。これらの遺伝子が協力し合って体内時計を作り出していることがわかり、まとめて、「**時計遺伝子（clock genes）**」と呼びます。

ハエからヒトまで5億年

哺乳類の時計遺伝子が明らかになるには、ハエの時計遺伝子が見つかってから10年以上の歳月がかかりました。ハエの突然変異体探しと同じ実験をネズミで行った研究者がいます。アメリカのジョゼフ・タカハシです。

タカハシ博士は、突然変異体のネズミを沢山作り、その中からサーカディアンリズムがおかしくなる個体を見つけ出しました。その原因となっている遺伝子変異を特定したところ、驚いたことに、既にハエで見つかっていた時計遺伝子の「*Clock*（クロック）」とそっくりな遺伝子であることがわかりました。

じつは、**ハエの時計遺伝子とネズミの時計遺伝子は、進化上、同じものだった**のです。つまり、ハエ（無脊椎動物）とヒト（脊椎動物）が進化的に分かれる前の共通のご先祖様が、すでにこの時計遺伝子を持っていたことになります。

ちなみに、植物やラン藻なども体内時計を持っていますが、これらの時計遺伝子は、ハエやヒトとは異なるタイプの遺伝子であることがわかっています。太古の昔に、動物と植物が進化的に分かれた後で、それぞれが異なる時計遺伝子を獲得し、異なる体内時計を進化させたという歴史となっています。

図4-3　体内時計はハエからヒトまで5億年以上の歴史

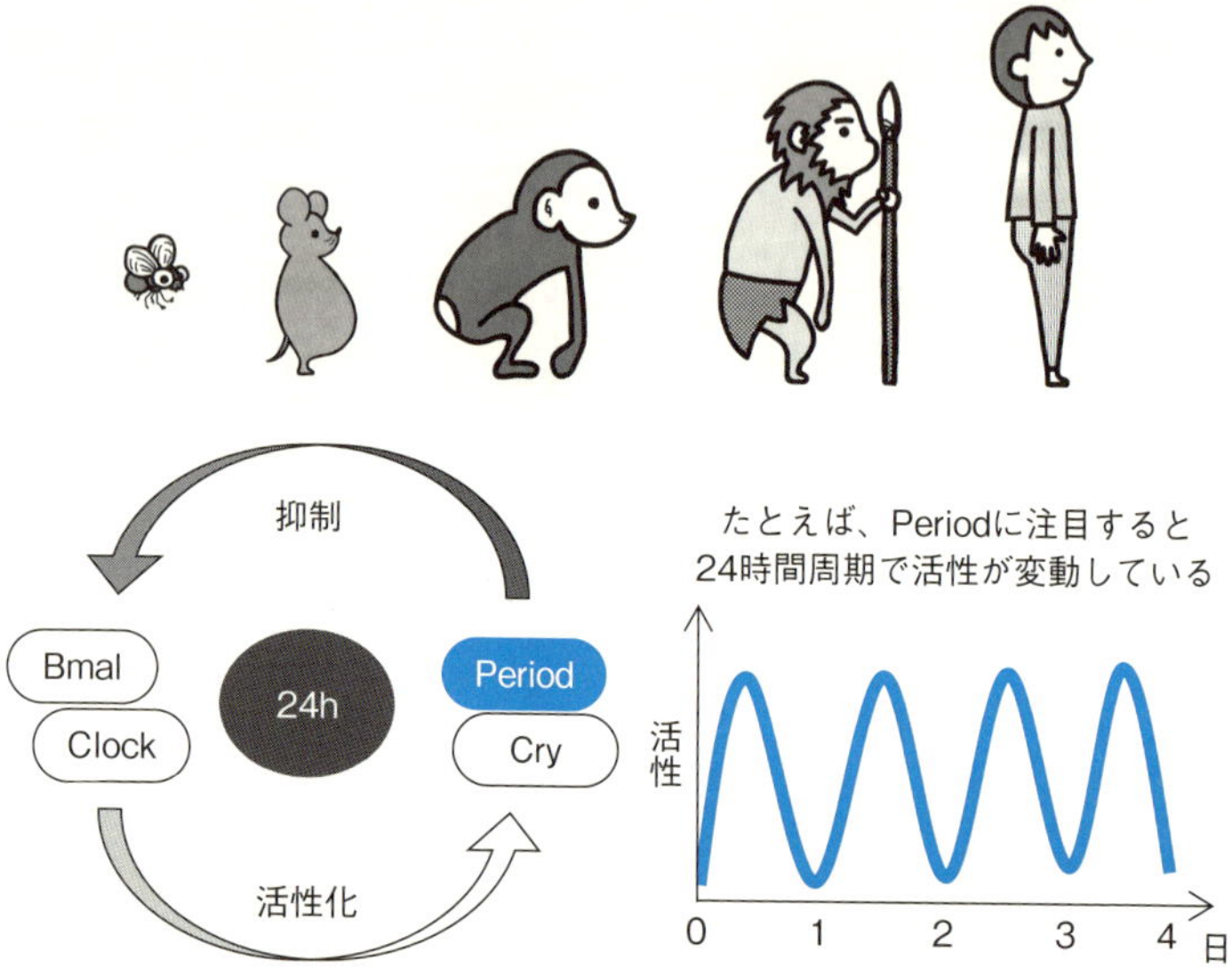

体内で24時間が生まれる仕組み

それでは、動物型の時計遺伝子が24時間を作り出す仕組みを、ごくごく簡単に解説しましょう。大雑把に模式図を描くと**図4-3**のようになります。

Bmal（ビーマル）とClock（クロック）と名付けられた時計遺伝子は、Period（ピリオド）とCryptochrome（クリプトクローム）と呼ばれる別の時計遺伝子を活性化する働きを持っています。一方で、PeriodとCryptochromeはBmalとClockの働きを抑制する働きを持っています。

したがって、Bmal/Clockが働く

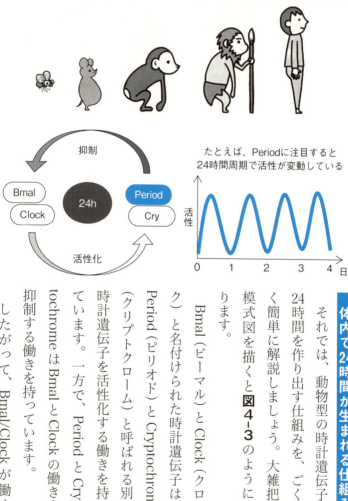

と、Period/Cryptochromeが活性化されてよく働くようになります。すると今度は、この働きによりBmal/Clockが抑制されます。そうなると、Period/Cryptochromeの活性が弱まります。すると再びBmal/Clockが活性化され……（以下、無限ループ）。

つまり、**活性化と不活性化を交互に繰り返す無限ループになっているのです。このループの1周がおよそ24時間という仕組みです。**

実際は、このループを回すのに20個近い時計遺伝子が複雑に絡み合って働いており、1周にかかる時間は非常に精密に制御されています。ハエやマウスを真っ暗な実験室で数週間飼育していても、ほぼ毎日、10分も変わらないような同じ周期で生活していることが確認できます。

体内時計が時刻を合わせる仕組み

マウスのサーカディアンリズムは24時間よりも少し短く、ヒトの場合は24時間より少し長いことが知られています。ヒトの体内時計は25時間という話もよく聞くと思いますが、今のところ専門家の間では、24・2〜24・5時間くらいということになっています。

ただし、個人差もありますし、年齢や生活習慣によっても変化しますので、前後1時間程度はばらつきます。

体内時計はぴったり24時間ではありませんので、地球の自転に合わせるために毎日時刻合わせをしています。何でぴったり24時間ではないのかというのはわかっていませんが、少しずれていることにより、時刻の補正がスムーズに行われるとする理論研究があります。

それはさておき、この時刻合わせの仕組みがないと、1日10分しかずれないとしても、6日後には1時間、2カ月ちょっとすると12時間ずれてしまいます。これでは、昼と夜がひっくり返ってしまいますので、体内時計は毎日、身体の外の情報を取り入れて、時計の針を合わせています。

時刻合わせの情報として最も重要なのは光です。

朝に光を浴びると、体内時計は朝が来たと認識して、時刻情報を修正（リセット）します（**図4-4**）。また、夕方に浴びた光は、ちゃんと夕方の光であると認識します。つまり、体内時計がそろそろ朝だなと思っているときに光を浴びると、朝日だと認識し

図4-4 体内時計の時刻合わせ

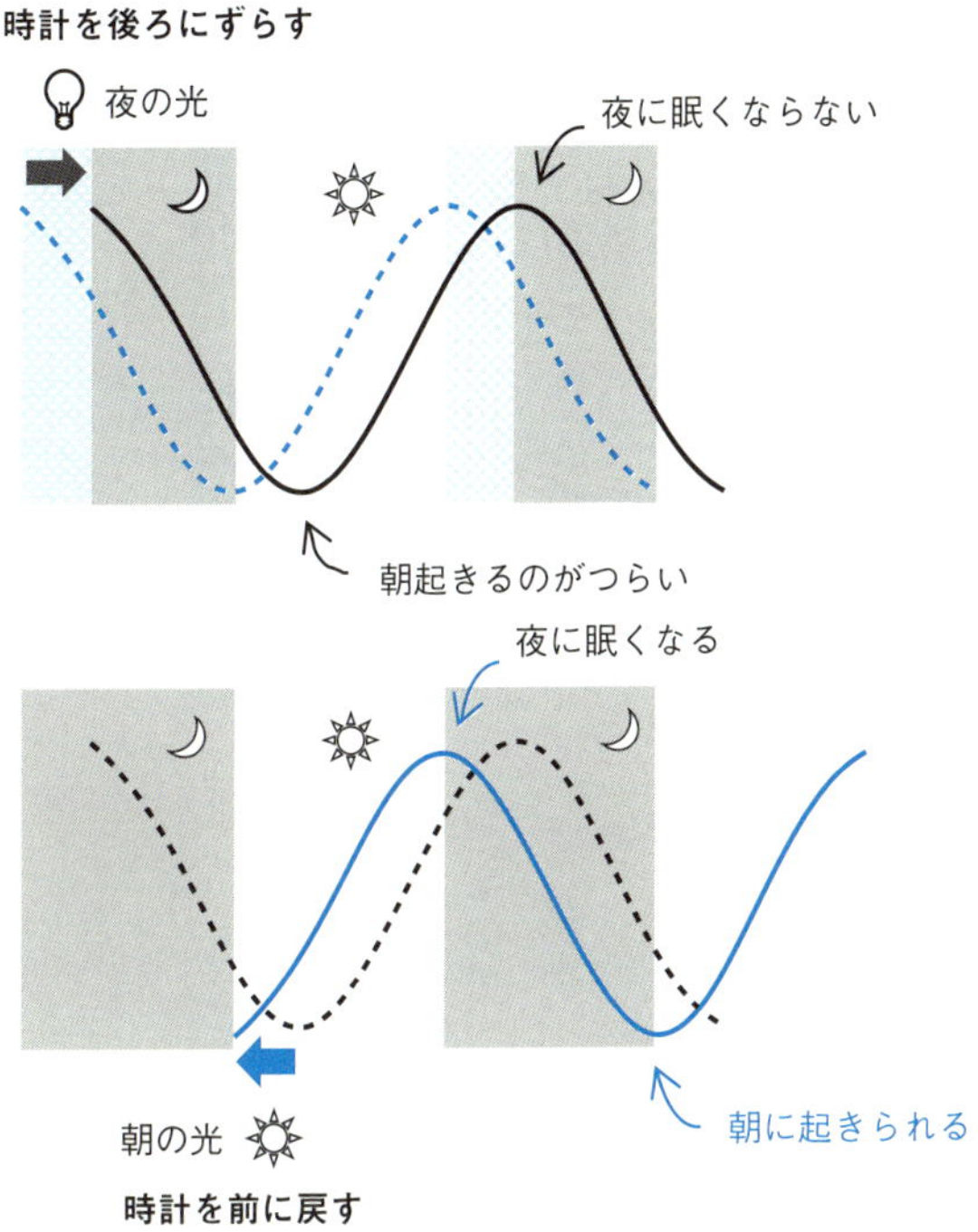

て、1日の始まりという時刻合わせを行い、体内時計が夕方だと思っている時間帯に光を浴びると、まだ日が暮れていないと認識して、もう少し活動するように時刻合わせをするのです。

だいたいヒトの体内時計が1日に調節できる時刻は2～3時間程度が限界と言われており、それ以上の時差がある場合は、調節しきれなくなります。したがって、海外旅行に行って、いきなり昼と夜がひっくり返るような場合は、体内時計がその時刻に合わせるまでに数日から1週間くらいかかるので、時差ぼけという症状が出てしまうのです。

マスターの時計は光で決まる

光が体内時計の時刻を合わせるという話は聞いたことがある人が多いと思います。日没後に強い光を浴びると、体内時計は昼が続いていると勘違いして、後ろにずれてしまいます。この作用は光の強さにも依存しますので、夜のお店などで非常に明るいライトを使用しているところは要注意です。また、家でも、寝る直前まで明るい光を利用していると、やはり体内時計を後ろにずらしてしまいます。夜の室内灯は、間接照明や、暖色系の一段階暗い明かりをおすすめします。その方が良い睡眠にもつながります。

反対に、朝の光については、体内時計に今が朝だと認識させるのに重要ですので、十分に明るい光を浴びましょう。屋外の太陽光は、部屋の明かりよりも10～100倍も明るいので、カーテンを開けるのが最も手軽です。反対に、遮光カーテンを閉め切った

図4-5 体内時計は全身の細胞に存在する

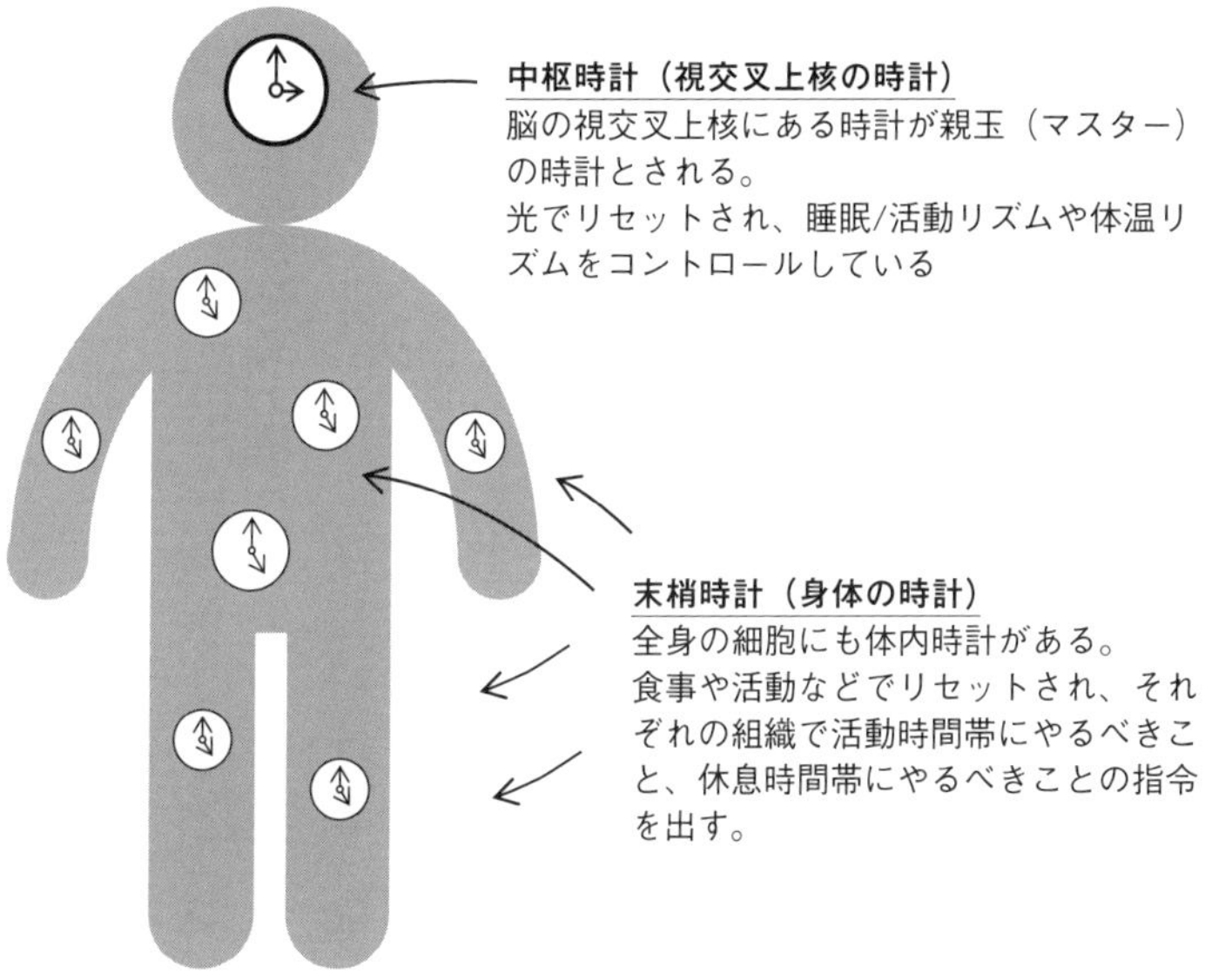
中枢時計（視交叉上核の時計）
脳の視交叉上核にある時計が親玉（マスター）の時計とされる。
光でリセットされ、睡眠/活動リズムや体温リズムをコントロールしている
末梢時計（身体の時計）
全身の細胞にも体内時計がある。
食事や活動などでリセットされ、それぞれの組織で活動時間帯にやるべきこと、休息時間帯にやるべきことの指令を出す。

部屋で遅くまで寝ていると、体内時計に朝を伝えるのが遅くなりますので、やはり、時計が後ろにずれてしまう原因となります。そうすると、夜に眠くなるはずの時間が後ろにずれ、明かりのもとで夜更かししていると、さらに体内時計が遅れ、次の日の朝はもっと起きるのがつらい、という悪循環に陥ってしまいます。

じつは、私たちの体内時計というのは、全身で1つではなく、細胞ごとに1つ持っているのです（**図4-5**）。つまり、1人で兆の数

ほどの体内時計を持っているのではないかということです。その中でも目の裏側にある体内時計は特別な役割を果たしています。

それは**脳の視交叉上核**という場所の話です。視神経というのは、目の裏側でクロス（交叉）しているのはご存知の方が多いと思います。視交叉上核というのは、その名の通り、視神経がクロスしているすぐ上の場所ということになります。この部分の体内時計は、英語では「Master Clock（マスタークロック）」、日本語では「**中枢時計**」と呼ばれ、全身の体内時計の指揮者のような役割を果たしています。

最近ではあまり行われませんが、以前は、脳の各部位の機能を明らかにするため、動物の脳の一部を部分的に破壊する実験が行われていました。そこで、ラットやマウスの視交叉上核を破壊すると、24時間周期の睡眠／活動リズムがなくなり、短時間でランダムに寝たり起きたりすることがわかりました。1日あたりのトータルの睡眠時間は変わらないことから、睡眠に影響しているのではなく、リズムがなくなっているということです。このことから、視交叉上核の体内時計は、睡眠／覚醒という生活リズムの司令塔となっていることがわかりました。さらに、体温やメラトニン分泌の24時間リズムも支配しているということが明らかになっています。

視交叉上核は、目の裏側にあり、視神経の一部が直接入り込んでいますので、目で見た光の情報が直接送り込まれてきます。朝になって外が明るくなってくると、目の光受容体が活性化され、視交叉上核の体内時計が活性化されます。この情報により、体内時計は朝の時刻合わせを行い、時計の針をリセットしているのです。

身体の時計は食事で決まる

中枢時計は、いつ起きて、いつ寝るかという生活リズムを制御していますので、昼と夜の光のリズムに反応します。一方で、全身のあちらこちらにある細胞は、目から光の情報が届きません。

じつは、全身の細胞にとって重要な時刻の手掛かりは、光ではなく、エネルギーなのです。もっと言うと食事にありつける時刻です。**1日で最初に食べるごはん、つまり、朝ごはんが朝日と同じ役割を果たします。同様に、夕ごはんの時刻が、日没と同じ役割**

を果たします。

中枢時計が活動時刻を制御しているのに対して、身体の時計は何をしているのでしょうか。体内時計というのは、毎日同じリズムで繰り返される現象を、前もって予測するためのシステムです。そろそろ朝だなと感じれば、起きる準備をしますし、そろそろ夜だなと感じれば、眠る準備ができます。そうすることによって、無駄な待機エネルギーを減らし、効率よく仕事をこなすことができるのです。

身体の細胞において、昼と夜で決定的に何が違うかというと、エネルギー収支です。活動している昼間の時間帯はエネルギーを沢山使います。一方で、眠っているだけの夜の時間帯はそれほど必要ありません。また、昼間は食事にありつけますので、エネルギーが新たに補給されますが、眠っているときは、それができません。夜間は身体に蓄えたエネルギーだけでやりくりするしかありません。つまり、昼と夜とでは、エネルギーの使い方や蓄え方がまったく違うのです。

さらに、昼間はエネルギーの燃焼やストレスに伴う、活性酸素の産生量が多くなります。活性酸素はＤＮＡにダメージを与えますので、細胞の分裂はそれを避けるために夜間に行います。このように、身体の細胞にとっては、昼か夜かというよりも、エネルギーを使う時間帯（活動期）か、セーブする時間帯（休息期）かという情報が重要になりますので、食事や活動のタイミングに合わせて体内時計を合わせる仕組みが進化しているのです。

身体の時計をひっくり返す

それでは、中枢の時計と身体の時計の時刻情報がずれることはあるのでしょうか？

その答えはネズミの実験からわかりました[68、69]。

ネズミは夜行性ですので、いつでも餌を食べられる状態にしておくと、8割程度は夜に食べます。ここで、ネズミを2グループに分けて、片方のグループには昼の12時間だけに餌を与え、もう片方のグループには夜の12時間だけに餌を与えます。与える量は制限しませんが、それぞれの時間帯にしか食べられません。

これを1週間ほど行った後に、中枢と末梢の体内時計を計測すると**図4-6**になります。

中枢時計の時刻情報を調べてみると、とくにいつもと変わりはありません。一方で、

図 4-6　身体の時計は、光ではなく、食事リズムに時間を合わせる

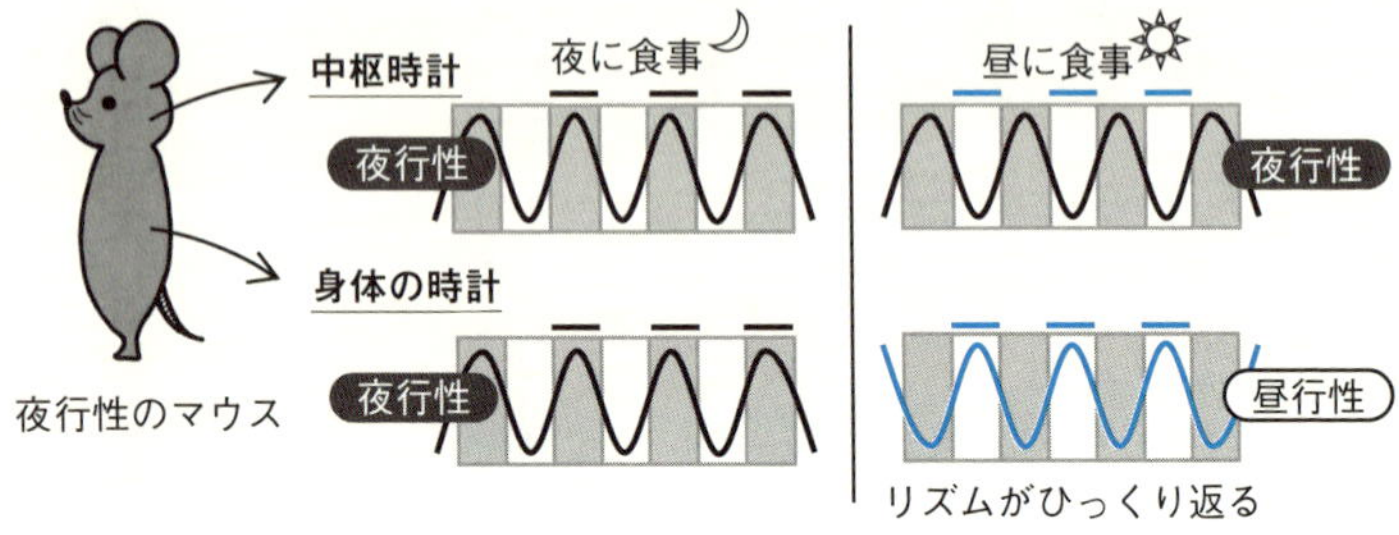

参考：文献［68、69］

肝臓の時計、腎臓の時計、心臓の時計などは、見事に12時間ひっくり返っています。

つまり、**中枢時計は光に合わせた時刻情報を持っていますが、身体の時計は食事のタイミングに合わせた時刻情報を持っている**ということです。

ヒトの時計も食事次第

ヒトではどうかと言いますと、基本的には同じことが起こると考えられています。昼間に食事をせずに、夜にだけ食事をしていると、中枢時計は変わりませんが、身体の時計は夜行性になってしまうということです。

ただし、ヒトの体内時計の時刻情報を知ることは、意外と難しくて、完全には調べられていません。ネズミの場合は、全身の細胞をサンプリングして、時計遺伝子がどのくらい働いているのかを調べることで、それぞれの臓器の時刻情報がわかります。一方で、ヒトの場合は、全身の細胞をサンプリングするわけにはいきません。そこで、ヒトの場合は、血液や、皮膚の細胞、毛根細胞、脂肪組織など、比較的簡単にサンプリングできる細胞でのみ、調べられています。

その一例として、イギリスのサリー大学の研究グループが行った実験があります。[70] まず、起床してから30分後（朝食）、5・5時間後（昼食）、10・5時間後（夕食）に、3回の食事を摂る生活をしてもらいます。その後、6日間、3食のタイミングをすべて5時間ずつ後ろにずらしてもらいます。起床時刻も就寝時刻もどちらの食事タイミングでも同じにします。

それぞれの食事条件のときに、脂肪組織を少量サンプリングします。そこから、時計遺伝子の働きを調べて、時刻情報を解析しています。

すると、食事のタイミングを5時間遅らせたことで、脂肪組織の時計が後ろにずれることがわかりました。

実際の生理リズムについて調べた報告もあります。東京農業大学等の研究グループが行った実験です。[71]

朝食を摂る習慣がない学生14名を集め、8名には朝食を2週間食べてもらい、残りの6名は、それよりも5時間遅いタイミングで3食を摂取してもらっています。起床時刻、就寝時刻はどちらのグループも同じにそろえ、心電図や血液検査を実施しています。すると、朝食を食べてもらった学生は、心拍および交感神経・副交感神経の24時間リズムが、1〜3時間ほど前進することがわかりました。また、血中の中性脂肪やLDLコレステロールの値が下がるという効果も見られています。

つまり、**ヒトの身体の時計も、ネズミの時計と同様に、食事タイミングに合わせて時刻情報が変化している**ということです。

夜行性と昼行性の違い

中枢の体内時計が光のリズムで時刻合わせを行い、末梢の時計が食事のリズムで時刻合わせをしているのは、夜行性動物でも昼行性動物でも同じです。

夜行性であるネズミの中枢時計も、昼行性であるヒトの中枢時計も、太陽がつくる昼と夜のリズムに時計の針を合わせますので、基本的には同じ時刻情報をもっているのです。

一方で、身体の時計は、夜行性動物と昼行性動物とでは、食事をする時間帯が正反対ですので、時計の時刻情報も正反対になります。


詳しいメカニズムはわかっていませんが、中枢時計から出る睡眠／覚醒の指令は、夜行性動物と昼行性動物とで、信号がひっくり返っているものと考えられています。つまり、時計の仕組みとしては、夜行性動物も昼行性動物も同じで、夜になったら寝るのか起きるのかという指令だけが反対になっているということです。

身体の部位によって時計は違う

先ほど、食事のタイミングに合わせて全身の時計がひっくり返ると書きましたが、これは少し大げさで、最近の研究では、臓器によって時計の時刻合わせ反応が異なることがわかってきました。

たとえば、肝臓の時計は食事のリズムに合わせる能力が非常に高く、先ほどの実験のように、食事タイミングを昼夜逆転させると、数日間で完全にひっくり返ることがわかっています。一方で、心臓や肺など、栄養の消化や吸収とあまり関係のない臓器では、新しい食事リズムに時計が合うまでに1~2週間かかることがわかっています。

さらに、筋肉の時計は、食事リズムよりも運動リズムの影響の方が強く現れることがわかっており、運動している時間帯が活動期になります。[72]

体内時計はこのような仕組みになっていますので、正常なヒトの場合は次のように働いています（**図4-7**）。

【明け方】

- **中枢時計が「起きる準備」の指令を出す（体温やコルチゾールが上がってくる）**

【朝】

- **朝日を浴びると、中枢時計は「朝の時刻合わせ」をする**
- **朝ごはんを食べると、栄養時計は「朝の時刻合わせ」をする**

【日中】

- **活動を始めると、運動時計は「朝の時刻合わせ」をする**

図4-7 体内時計はオーケストラのように和音のリズムを奏でる

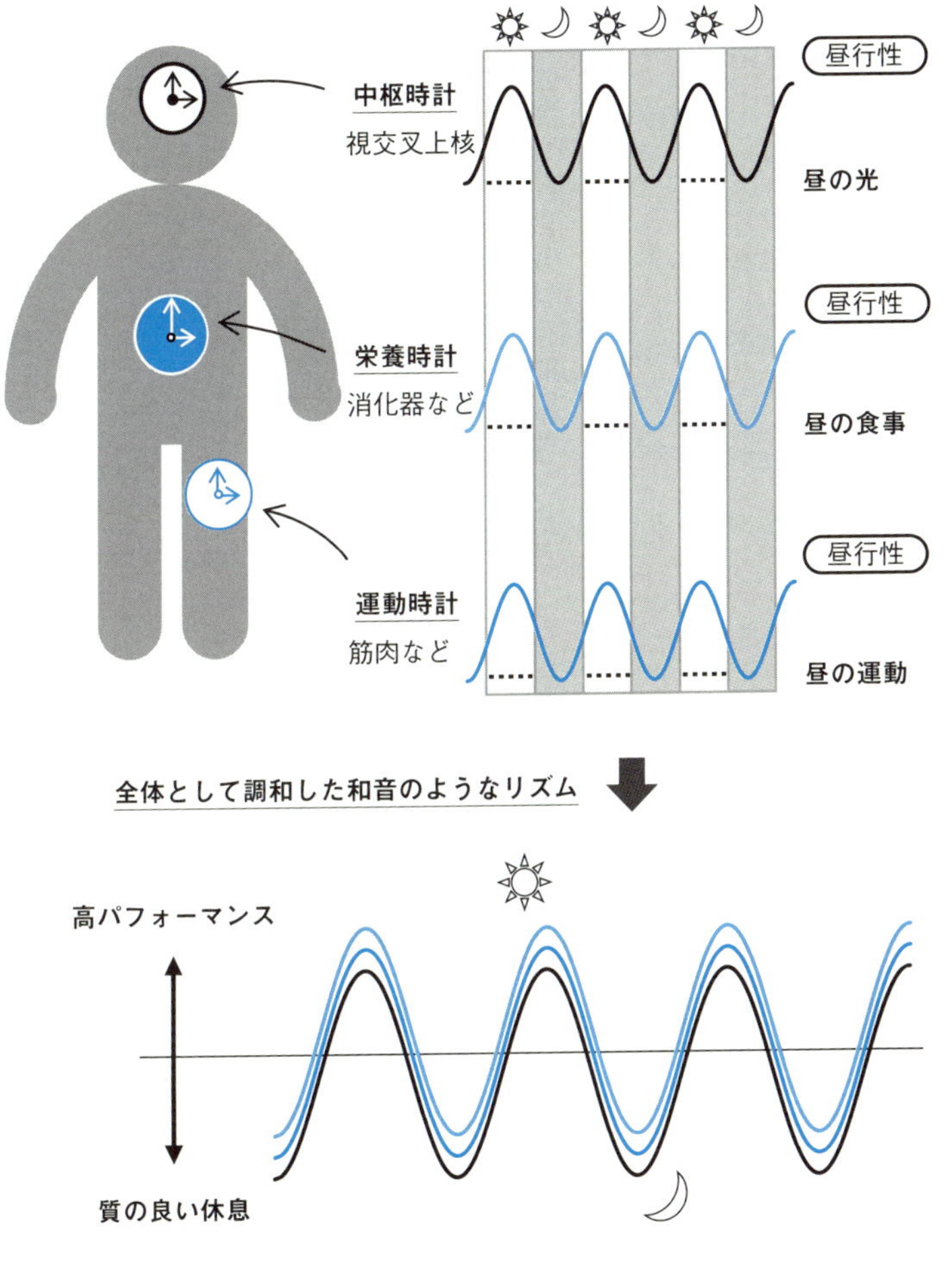

- **全身の時計が活動時間帯であると認識し、基礎代謝が高まり、身体・頭脳パフォーマンスが上がる**

【夕方】

- **日が暮れると、中枢時計は「夕方の時刻合わせ」をして、「眠る準備」の指令を出す（メラトニンが分泌されてくる）**
- **夕食を終えると、栄養時計は「夕方の時刻合わせ」をして、休息の準備を始める**
- **活動を終えると、運動時計は「夕方の時刻合わせ」をして、休息の準備を始める**

【夜間】

- **全身の時計が休息時間帯であると認識し、基礎代謝が下がり、身体・頭脳は休息（メンテナンス）モードになる**

このように、中枢時計と全身の時計が同じタイミングで働いていると、活動時間帯は、身体全体のパフォーマンスが上がり、休息時間帯は、質の良い休息がえられるようになっています。ところが、それぞれの時計がずれて、バラバラに動き出すと、パフォーマンスが一気に低下してくるというのを次の章で説明しましょう。

第5章

不調の原因は「時差」にある

身体の中で時差が生まれるから太る

第1章で、昼間に食事を与えたネズミは、夜に食事を与えたネズミよりも太ることを書きました。昼間に食事を与えても、中枢時計は光によって時刻合わせを行っていますので、夜行性のままです。そうすると、中枢時計としては、夜間に「活動する時間だぞー」という指令を出し、昼間に「眠る時間だぞー」という指令を出します。

ネズミは、それに従って夜に起きて活動して餌を探しますが、実際には食事にありつけないので、体温や身体のパフォーマンスが上がりません。一方で、昼になると頭は眠くなるのですが、お腹がすいているし、餌が置いてありますので、食べたり眠ったりを繰り返します。この中枢からの指令と実際の活動のずれが太りやすい生活の典型なのです。

それでは、このときにネズミの身体で起こっていることを解説しましょう。

活動期ではない昼間に食事を与えた場合、栄養シグナルの影響を強く受ける肝臓や消化器系の時計は、昼間が活動時刻だと認識して昼行性に変化します。一方で、運動の影響を受けやすい筋肉などの時計は、実際に起きている時間が長い夜が活動時刻だと認識し、夜行性のままです。筋肉は夜にエネルギーを使ってパフォーマンスを上げようとしますが、実際には食事がないので、エネルギーが足りません。反対に、昼間は、休息しようとしていますので、食事を食べてもパフォーマンスが上がらずエネルギーも余ってしまいます。これをヒトの時間帯に置き換えて描くと**図5-1**のようになります。

つまり、活動と食事のタイミングがずれることで、身体の中に時差が生まれ、それぞれのパフォーマンスのピーク時刻がずれてしまうのです。さらに、ヒトの場合は、夜間に光を浴びることもしばしばありますので、中枢時計のリズムも乱れがちです。

そうすると、**「中枢時計」「栄養時計」「運動時計」のピークがバラバラになってしまい、全体としてパフォーマンスが低く、エネルギーの消費も悪い身体が出来上がってしまう**、ということになるのです。

記憶も体内時計に支配されている

記憶力も1日の中で時刻に応じて変動することが知られています。ネズミの記憶実験から紹介しましょう。

ケージのなかに積み木を置きます。するとネズミは、近づいてきて匂いを嗅いだり

図 5-1　乱れた生活で体内時計は不協和音に

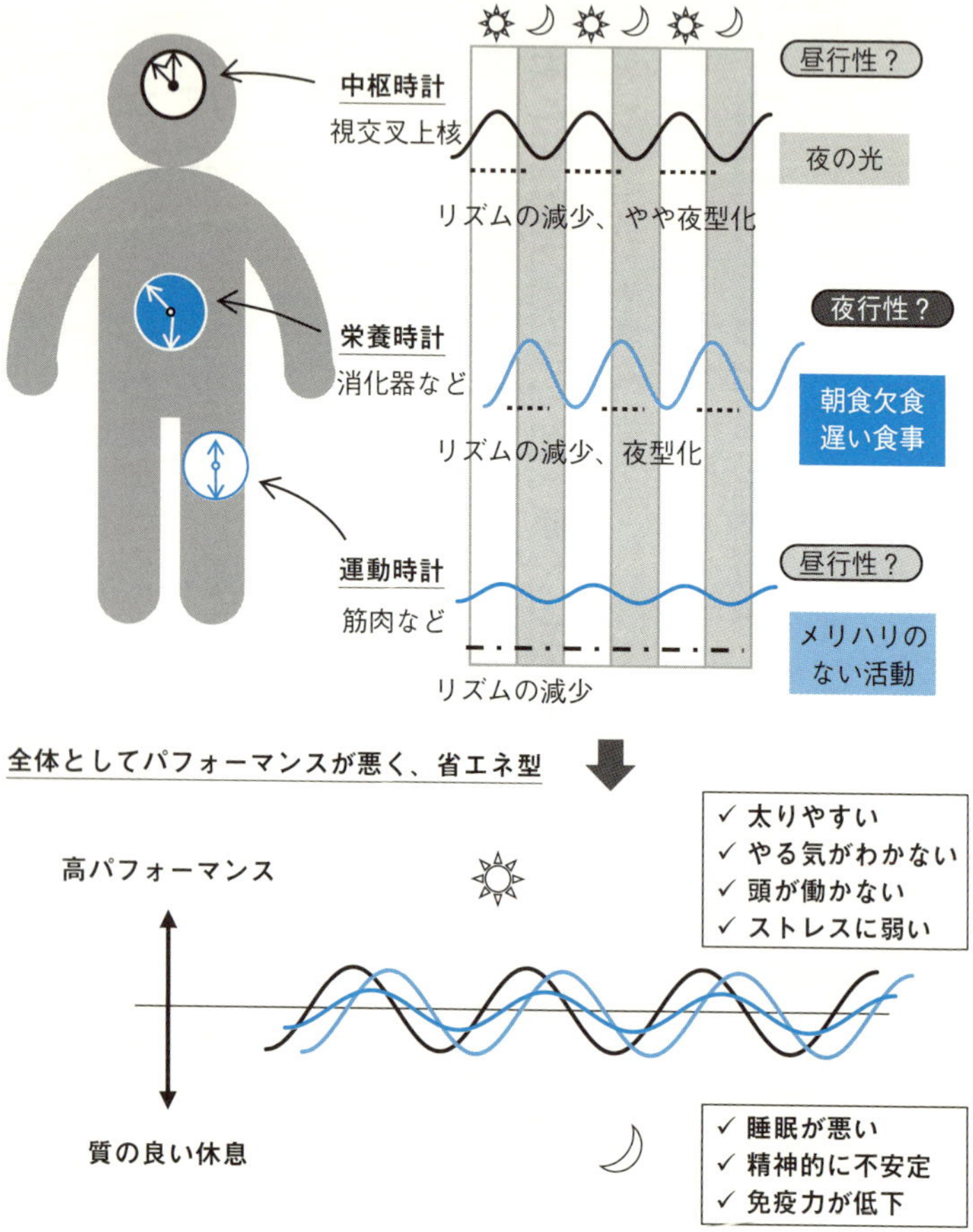

図4-7（p.151）との違いに注目!!

触ったりして調べます。10分くらい調べさせて覚えてもらったところで片付けます。そして24時間後にもう一度、積み木をケージの中に置きます。

ネズミは、昨日と同じように積み木を調べに来ます。昨日の積み木を覚えていた場合、ちょっとだけ調べて「あ〜、昨日と同じやつか」と、すぐに調べ終えます。ここで、昨日と違う積み木を使った場合や、覚えていない場合、再び念入りに調べますので、ネズミが前の日の積み木を覚えていたのかいなかったのかがわかります。

この試験を1日の中で時刻を変えて様々なタイミングで行うと、記憶力が24時間リズムで変動していることがわかります。[73–75]活動期の時間帯で試験成績が最も良く、反対に休息期の時間帯はいまいちな成績になるのです**（図5-2）**。

つまり、本来寝ているはずの時間帯に頭はあまり働かない。ある意味、当然ですね。

ちなみに、昆虫を使って記憶の研究をしている研究者もいます。匂いを利用した記憶学習試験などをすると、やはり24時間リズムがあることがわかるそうです。ハエやゴキ

図 5-2　記憶力にも 24 時間リズムがある

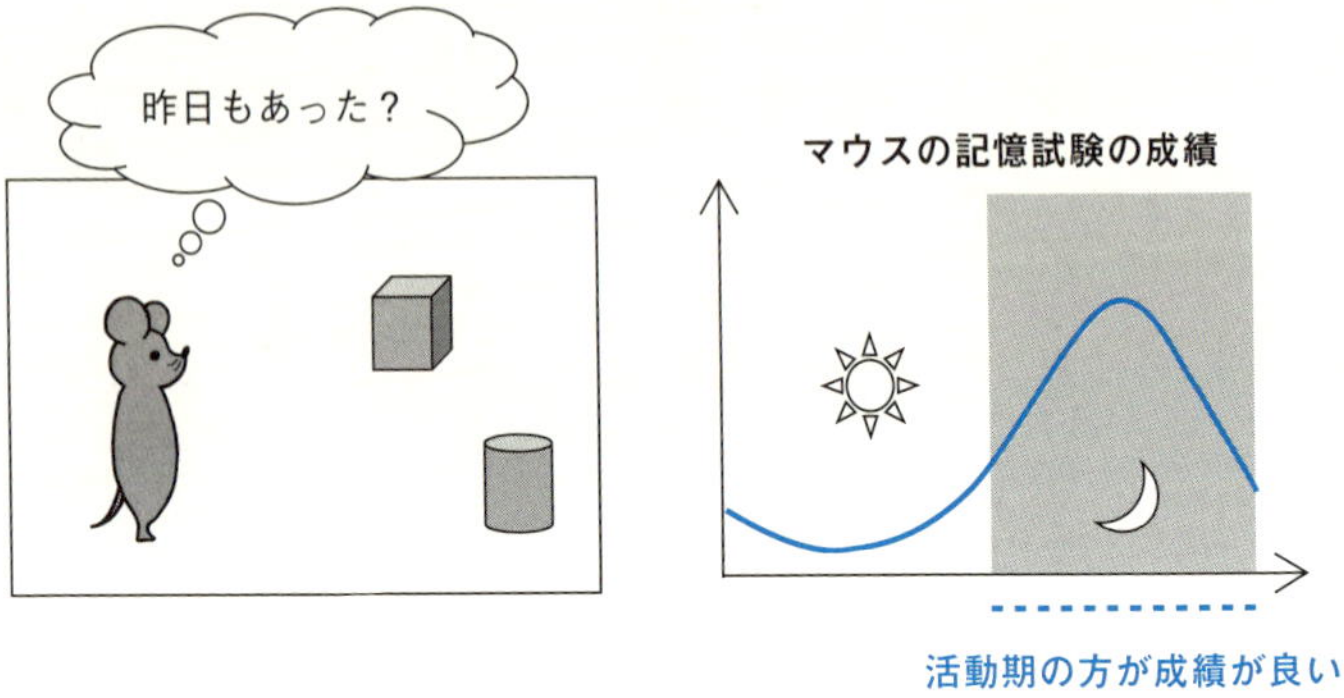

参考：文献［73-75］

ブリでは、夜の前半に最も成績が良くなるということですので、キッチンの流しやゴミ箱に、夕飯の残りを置いたまま眠ると、それをちゃんと学習してしまう、ということになりそうですね。

ヒトの場合も、おそらく同じように記憶力は24時間リズムになっていると思われますが、これを調べるのは、少しやっかいです。

マウスやハエなどの実験動物の睡眠は、1日の中で、分断された短い睡眠を沢山とります（多相性睡眠）。したがって、記憶試験などをするたびに起こしても、もともとが分断されている睡眠ですので、短い時間であれば、起こした影響をそれほど受けないと考えられます。それに対して、ヒトの場合は、1日に1回だけ長い睡眠を取ります（単相性睡眠）。そうすると、起こした影響を強く受けてしまいますので、体内時計の影響なのか、断眠の影響なのかわかりません。

これを切り離して調べるのは難しいのですが、わざと睡眠リズムを通常と大きくずらしてから記憶力を調べた研究もあり、やはり、24時間リズムで変化するのではないかと考えられています。

記憶力が高い時間はいつ？

通常の生活をしている人では、記憶パフォーマンスのリズムに影響を与える要因は、以下の3つであると考えられます。

- **体内時計**
- **睡眠恒常性（起きている時間が長いほど眠くなる）**
- **睡眠慣性（起きてすぐは、頭が働かない）**

体内時計に従ったパフォーマンスのリズムは、午後から夕方にかけて最大化されます。一方で、睡眠恒常性は、砂時計のようなもので、起きている時間が長くなるほど眠く（頭が働かなく）なります。疲労に近いですね。もう1つ、睡眠慣性というものがあります。これは、起きてしばらくは頭がぼーっとしている状態のことです。物理で慣性の法則というのがありますが、これと同じように、睡眠から覚めても、しばらくは睡眠の影響が出るということです。

したがって、朝早い時間帯は、睡眠慣性の影響が強く、体内時計も低調ですので、良いパフォーマンスが発揮しずらいです。昼ごろになると、睡眠慣性が解けてきて、体内時計も上がってきます。さらに、睡眠恒常性による眠気もあまりありませんので、最も良いパフォーマンスが期待できます。夕方になると、体内時計はピークを過ぎ、疲労も蓄積してきますので、ややパフォーマンスが下がってきます。夜になると、体内時計は休息モードに向かい、睡眠恒常性による睡眠圧力も強くなりますので、パフォーマンスは一気に低下します。

ということで、**最も良い頭脳パフォーマンスを発揮しようとするのであれば、午前中は疲労しない程度に心地よく過ごして、お昼ご飯を食べて、一休みした後に、学習（仕事）に取り組むと、最大のパフォーマンスが得られるのではないか**、ということになりますね。

ちなみに、昼過ぎに一時的に眠くなるという人も多いかと思います。これは、体内時計に昼寝をいざなう仕組みが組み込まれており、一時的に体温が下がることによると考えられます。[76]

また、昼食を食べると、一時的に副交感神経も優位になりますので、このタイミングで眠くなります。こういう場合は、逆らわずに一休みして、その後、体温が上がってきたところで本格的に活動するのが良さそうです。

食生活がおかしいと学習能力が下がるマウス

再び夜行性ネズミの実験です。1日のうち6時間だけ餌を食べられる条件で飼育します。1つのグループは、昼間の6時間に餌を与え、もう1つのグループは夜の6時間に餌を与えます。

恐怖記憶と識別記憶の2つの試験をすると、記憶の性質によって、適した時間帯が異なることがわかります。恐怖記憶は眠りにつく時間帯（昼の前半）に形成されやすく、

図 5-3　食事時刻がおかしいと、マウスの記憶パフォーマンスが上がってこない

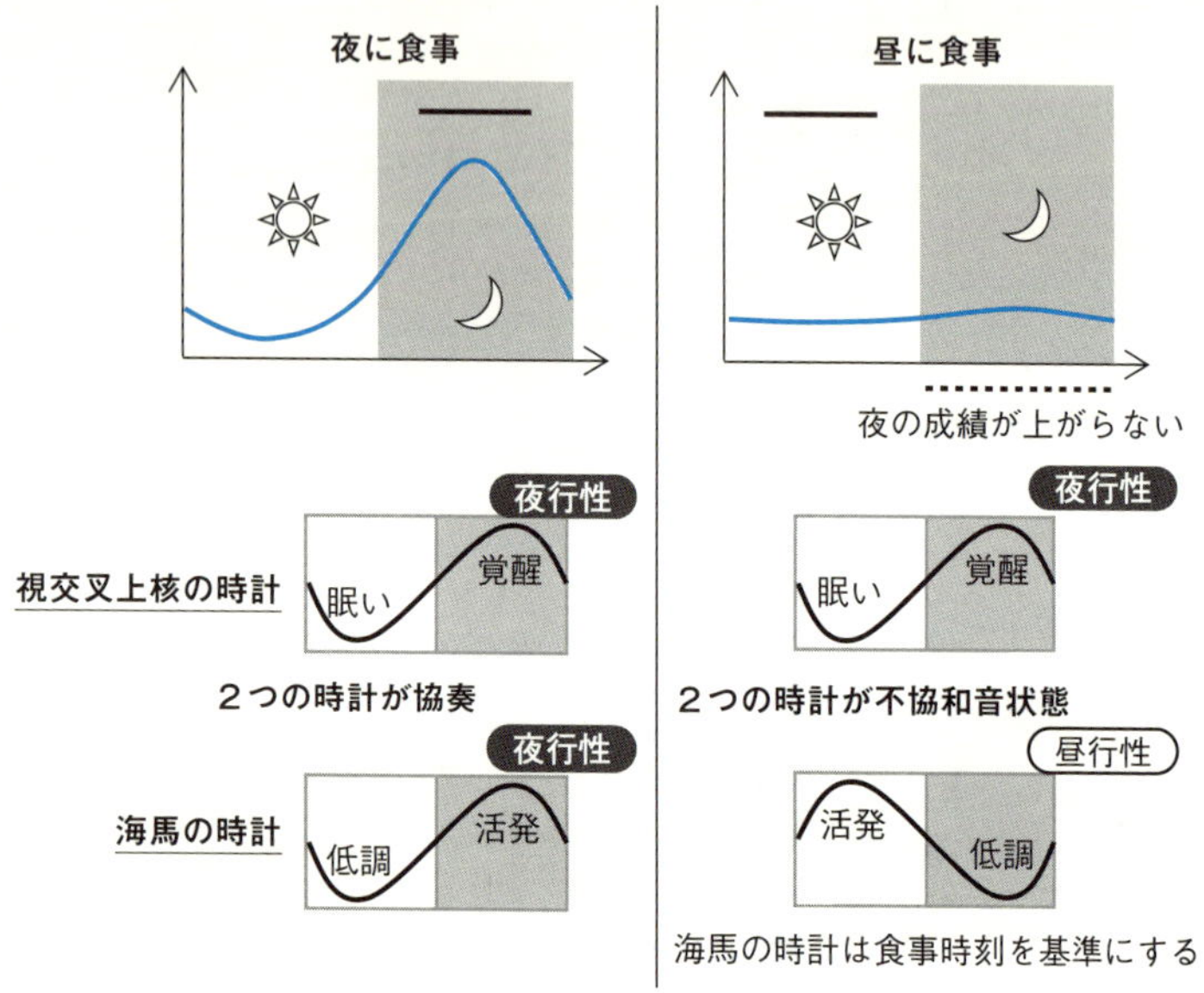

文献［77］のデータを元に作成

識別記憶（積み木の試験など）は活動期の後半（夜の後半）で成績が良くなることが知られています。

それぞれ、本来の成績が良い時間帯と悪い時間帯で試験をして、食事時刻との関連性を調べています。[77]

すると、どちらの記憶テストでも、本来、成績が良いはずの時間帯について、昼間に食事をさせたグループだけ成績が落ちます。もともと成績が悪い時間帯については、両グループで差がないことから、成績（パフォーマンス）が上がる時間帯がなくなってしまっていることになります**（図5-3上）**。

ちなみに、1日トータルの睡眠時間は変わっていません（十分な睡眠を取れている）。昼間に食事を与えたグループも、基本的には夜型の活動パターンのままですが、食事を摂っている分だけ昼間の睡眠時間が減少し、反対に、夜に眠る時間が増えています。

この結果をヒトに当てはめると、夜型生活者に近いものがあります。

夜更かしをして夜食を食べると、昼間（朝・昼）は食欲がないので食事量が減ります。だけど会社（学校）があるから、朝には起きて、眠いけれど仕事（勉強）をします。昼行性の活動リズムだけど、食生活は夜行性に近くなります。これって、今のネズミの実験と、まったく同じ状態ですね。

これだと、本来上がるはずのパフォーマンスが、上がってこないというわけです。

問題は脳内の時差にある

脳の中で記憶の形成には「海馬」という部位が欠かせないことは、多くの人がご存知だと思います。

本来の活動時刻ではない昼間に食事をさせたマウスの脳内で、体内時計がどうなっているのかを調べると、中枢時計（視交叉上核）と海馬で異なる挙動を示すことがわかります（**図5-3下**）。

視交叉上核の時計は、昼夜の光の情報に合わせて時刻合わせを行いますので、食事のタイミングにかかわらず、マウスでは夜行性です。一方で、海馬の時計は、どちらかと言うと食事の情報に合わせて時刻合わせを行います。

つまり、食事を摂るタイミングを変えると、海馬の時刻情報は変わってしまうのです。すると、視交叉上核の時計と海馬の時計の時刻がずれてしまいますので、連携がうまくいきません。視交叉上核が眠る時間だという指令を出しているのに、海馬の時計は働く時間だと言っているわけですから。この不協和音が、記憶力を低下させている原因だと考えられます。

記憶を形成するのに海馬は重要ですが、睡眠も必要だという話も聞いたことがあると思います。記憶として定着させるためには、学習した後に眠ることがポイントです。記憶の形成に欠かせない海馬と、記憶の定着に欠かせない睡眠（それをコントロールする視交叉上核）。これらの時計が上手く連携することで高いパフォーマンスが発揮できるようです。

活動時刻と食事時刻がずれると、脳の中で時差が生じてしまい、脳の複合機能が低下するので要注意ということです。

時差ぼけで学習能力が低下する実験動物たち

日本からヨーロッパやアメリカなど、時差の大きい地域に出かける（もしくは、そこから帰ってくる）と、時差ぼけになる人が多いですね。昼間なのに眠くてしかたなかったり、反対に夜になっても眠れなかったりします。それとともに、数日しても何か頭が冴えないという状況を経験する人も多いのではないでしょうか。

マウス、ラット、ハムスターなど実験動物の飼育室の照明時間を定期的に変化させて、人工的に時差ぼけの環境を作ると、やはり、学習試験の成績が落ちることが知られています。

図 5-4　時差ぼけ環境で飼育したハムスターのストレス度

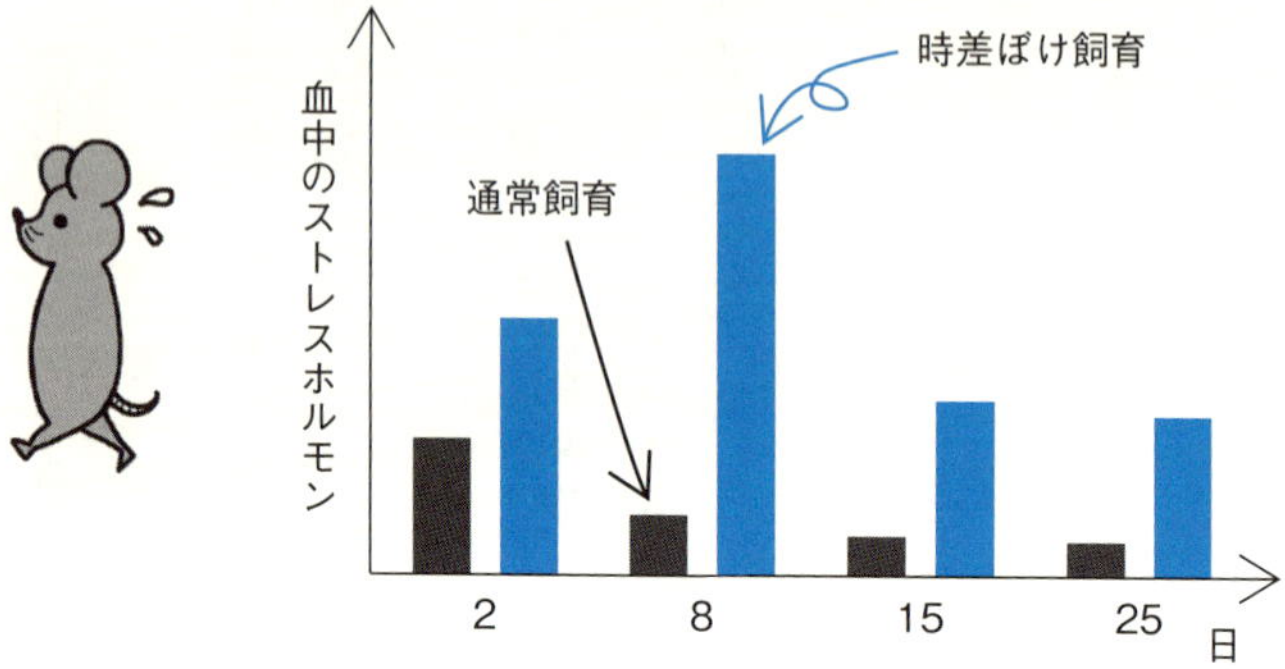

文献［78］のデータを元に作成

一般的に、脳の神経細胞は大人になると増えないと言われていますが、海馬は、少し例外です。大人になっても新しい神経細胞が作り出されています。ところが、海馬はストレスに弱く、ストレスが増してくると神経細胞の新生が抑制されてしまうのです。

ここで、**「慢性的な時差ぼけ」は、海馬にとって大きな「ストレス」にあたります**。

時差ぼけ環境で飼育したハムスターで、血中ストレスホルモン値を測定すると、上昇することがわかります（**図5-4**）。[78]

この状態で学習試験をすると、やはり、時差ぼけにより成績が悪くなります。さらに、時差ぼけ環境を終了させた場合、行動リズムは1週間ほどで正常に戻りますが、4週間後に、再び、学習試験を行ってみると、まだ成績が悪い状態が続いているそうです。**時差ぼけから脳機能が回復するためには、けっこう長い時間が必要**なのです。

国際線の客室乗務員は脳機能が低下する？

ヒトの場合、航空会社の国際線乗務員は、その仕事柄、慢性的な時差ぼけに悩まされることになります。

イギリスのダラム大学が実施した研究で、とある航空会社で勤務する国際線の客室乗務員と、地上勤務員の24～29歳女性について、作業記憶（ワーキングメモリ）を比較した試験があります。[79]

テストは、パソコンの画面に数字、文字、単語、記号のいずれかのペアが表示され、その後、違う画面が表示され、再び何らかのペアの画面が出てきます。最初のペアと同じか違うかを二拓のキー操作で回答してもらい、正答率と反応時間を計測するものです。

勤務1年目の社員は、客室乗務員と地上勤務員でまったく差がないのですが、勤務年数が2年、3年、4年と増えるごとに、正答率に差がついていきます**（図5-5左）**。

図 5-5　国際線航空会社の勤務員の認知テストの成績とストレスホルモン値

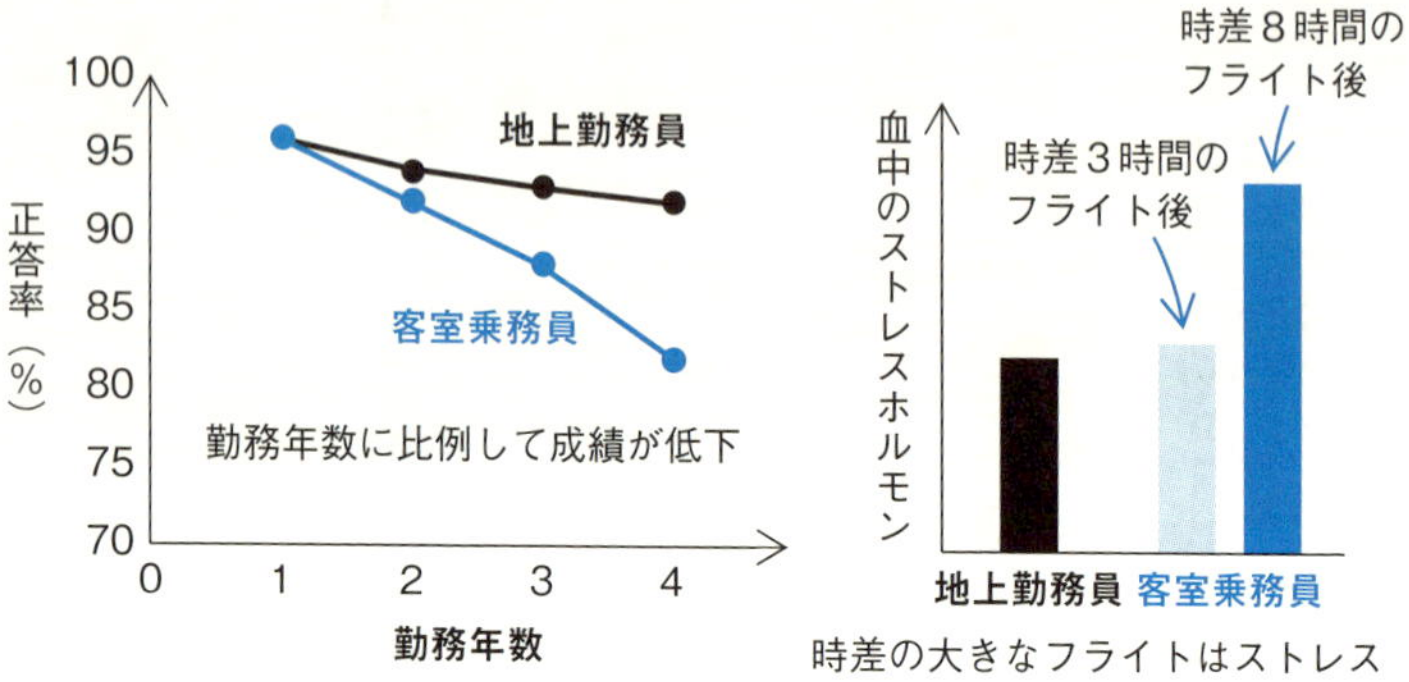

文献［79］のデータを元に作成

勤務4年目の社員では、明らかに客室乗務員の正答率が低下しているのです。また、問題への回答速度についても、4年目の社員同士を比較すると、やはり、地上勤務員よりも客室乗務員の方が反応が遅い結果となります。

さらに、ストレスホルモンであるコルチゾールの血中濃度についても調べています。飛行距離の長いフライト直後の客室乗務員は、地上勤務員や飛行距離の短いフライト直後の客室乗務員よりもストレスホルモンの濃度が高いことが示されています（**図5-5右**）。

先ほどのハムスターの実験結果と合わせると、やはり時差ぼけよって、海馬がストレスを受けて認知機能が低下しているものと考えられます。少し怖い結果ですね。

シフトワークによる認知機能の低下問題

同様に、シフトワークに長期間従事した人の認知機能について調べた報告もあります。フランス、スウェーデン、モナコの研究者らによる国際チームの調査結果です。[80]

1484人のシフトワーク経験者と1635人の非経験者について調べたところ、シフトワークと認知機能低下に関連が認められています。10年以上シフトワークに従事していた人は、そうでない人と比べて6・5年に相当する分だけ脳機能が老化していると報告されています。

ただし、この認知機能低下は、シフトワークを辞めてから5年以上経過すると、普通の人と差が見られなくなるということでした。時間はかかりますが、元に戻るのではないかという結論になっています。ちょっと安心しました。

社会的時差ぼけ

あなたは休日の朝も平日の朝と同じ時刻に起きますか？

「いいえ」と答える人が多いのではないでしょうか。

図 5-6　社会的時差ぼけ（Social Jetlag）

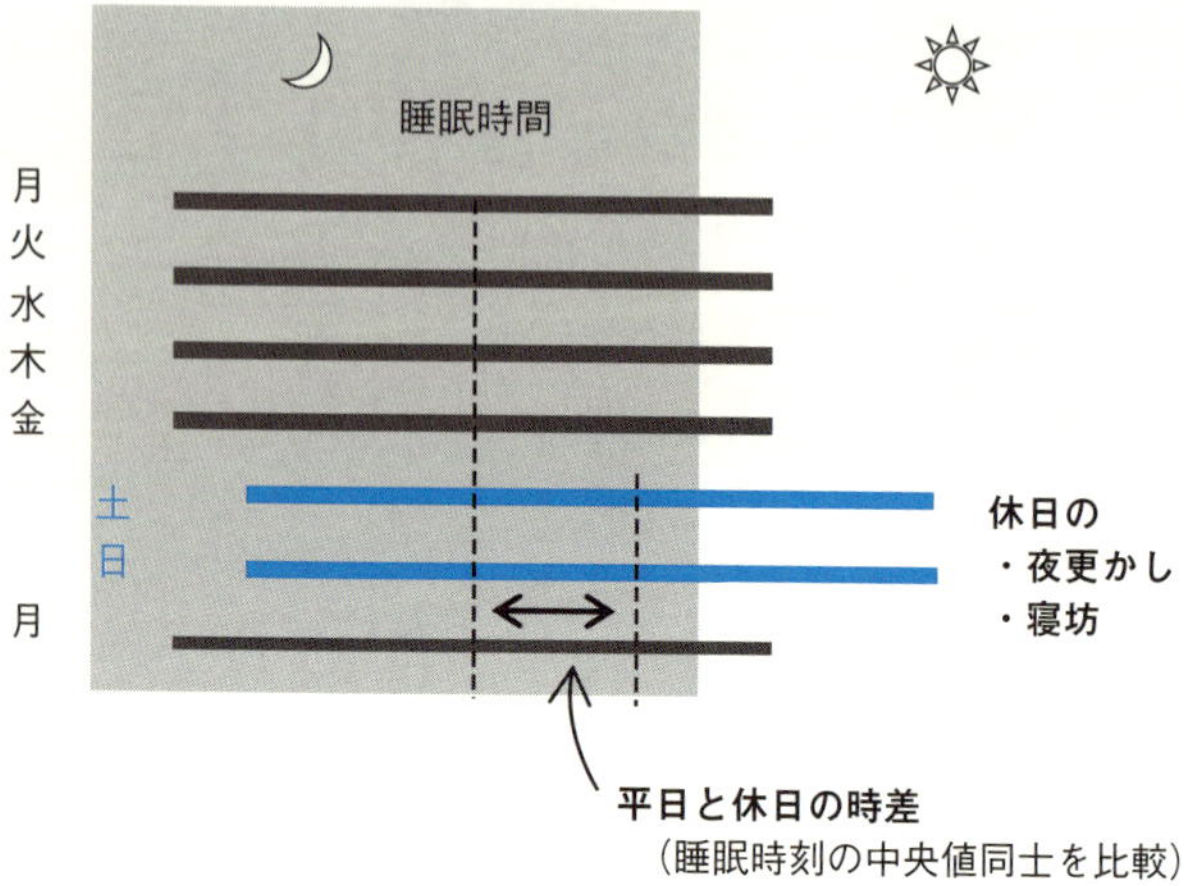

平日は会社や学校があるから、本当はもっと寝ていたいのに、無理矢理起きている人は多いですね。そして、休日は、その分、遅くまで寝てしまいます。いわゆる「睡眠負債」が蓄積しているので、休日にその負債を減らそうと「寝だめ」するからです。

睡眠負債を抱えている人は、体内時計にも無理が生じています。平日の睡眠時刻と休日の睡眠時刻の差から生まれる時差ぼけを「**社会的時差ぼけ（Social Jetlag）**」と呼びます（**図5-6**）。

正確には、睡眠時刻の中央値同士を比較しますが、休日の前日に夜更かしする人や、休日の起床時刻が遅い人は、社会的時差ぼけがあると考えてもらって良いでしょう。

実際に海外旅行をしているわけではありませんが、平日の世界と休日の世界で、生活時間帯が数時間ずれているわけですから、身体にとっては週末のたびに海外旅行に行っているような負担がかかっています。

じつは、**この時差が大きい人は、身体も頭脳もパフォーマンスが大きく低下している可能性が高い**のです。

◇社会的時差ぼけと肥満

社会的時差ぼけの大きさとBMIを比較した研究があります。[81]

BMIが29以上の体重過多あるいは肥満の人たちについて、BMIと時差ぼけ時間を比較してみると**図5-7**のようになります。

社会的時差ぼけ時間と肥満度が相関していることがわかります。

シフトワークは肥満のリスクを上げるという話を書きましたが、シフトワークまで極

図 5-7　社会的時差ぼけと肥満の相関

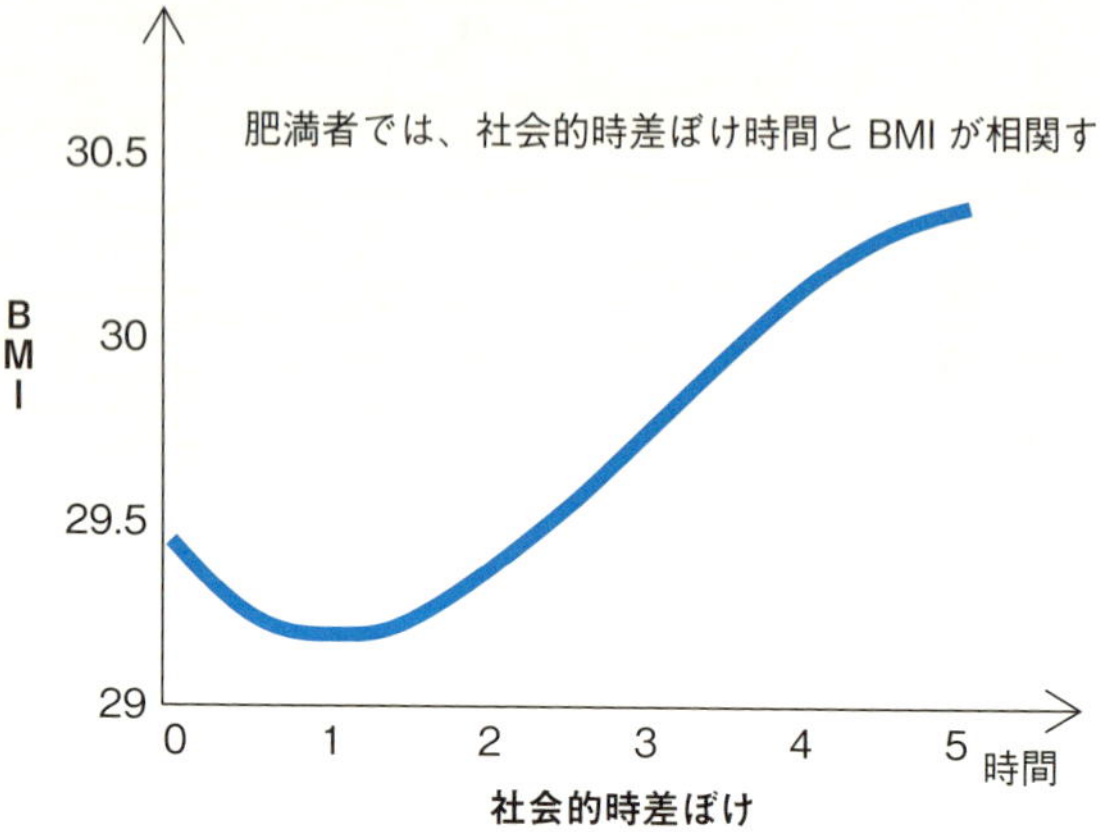

文献［81］のデータを元に作成

端にならなくても、平日と休日の社会的時差だけで肥満のリスクは上がるということです。休日に数時間多く寝ないと睡眠時間が足りないという人は多いと思いますが、この平日と休日の時差が体内時計を狂わせて、意外と大きな代償を払っているのです。これを何年、何十年も続けていると、メタボリックシンドロームにつながってしまいます。

日本国内の研究で、朝食の摂取が不規則な人はメタボのリスクが高いという研究発表もあります[82]。

東京慈恵医大で、2004年から2009年までに人間ドックを受けた30

〜59歳の男女6104人について追跡調査しています。

その結果、**週2日だけ朝ごはんを食べるという人が、最もメタボのリスクが高いことがわかりました**。

毎日食べる人と比較して、男性で1・9倍、女性では何と4・5倍という結果だったそうです。ちなみに、「毎日食べない」という人は、「毎日食べる」という人と結果はほとんど変わらなかったそうです。

つまりこれも、**朝ごはんを「食べる日」と「食べない日」の時差ぼけに起因する**ものと思われます。毎日、規則正しい生活をするのが良いというのは、道徳・教育的な問題だけではなく、健康に直結している問題なのです。

◇社会的時差ぼけと学業成績

アメリカのノースウェスタンイリノイ大学で行われた学生の成績にまつわる面白い研究をご紹介しましょう。[83]

まず、大学の学習管理システムへのログイン記録から、学生の生活リズムのタイプを解析しています。平日は授業がありますので、どの学生も、ほぼ同じ時間帯にログイン

図 5-8　社会的時差ぼけが少ない学生が成績が良い

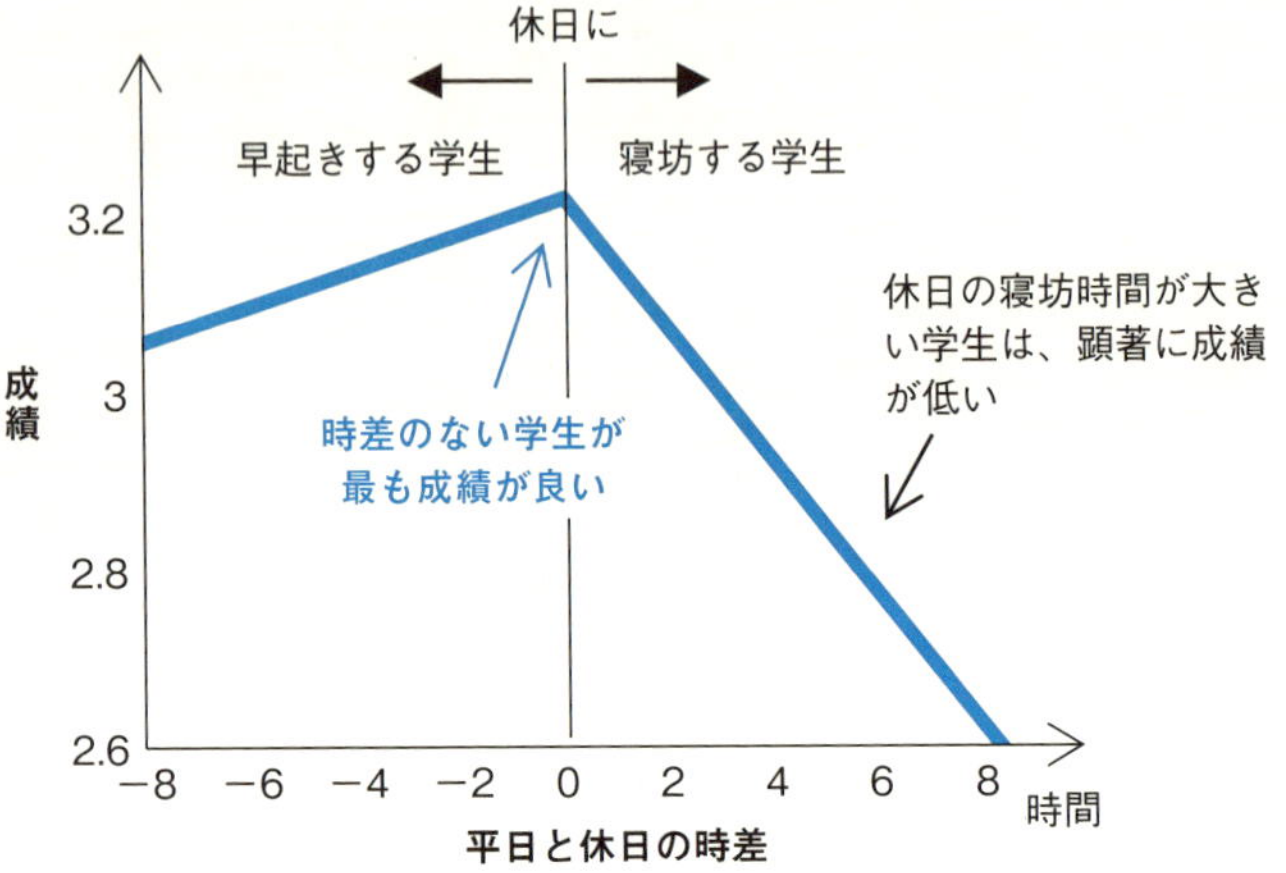

文献［83］のデータを元に作成

していますが、休日は、それぞれの学生の生活リズムが顕著に現れます。

そこで、平日の生活リズムと休日の生活リズムの差を社会的時差ぼけ時間として横軸にとり、縦軸に成績をとってグラフ化します。

すると、**平日と休日で時差ぼけがない0時間に近い学生が最も学業成績が良いことがわかります（図5-8）**。

社会的時差ぼけがマイナスの学生というのは、休日の方が平日よりも早い時間帯に活動しているということを意味します。グラフの0時間より左側の学生ですが、時差ぼけ時間の大きさに比例して、若干、成績が低下しています。

問題は、ピークの右側の学生です。休日に平日よりも寝坊して、遅い生活パターンになっている、とくに珍しくない学生です。これが、時差ぼけ時間に比例して顕著に成績が低下していることがわかります。たとえば、平日よりも4時間遅い生活パターンの学生は、社会的時差ぼけがない学生と比べると成績グレードが1割ほど低くなっています。

これはちょっと恐ろしくなるほどの差だと思いませんか。成績が悪いのは、勉強の中身の問題ではなくて、生活時間（勉強する時刻）のせいかもしれないということなのです。

次に、休日の生活パターンから、朝型、中間型、夜型と、学生を3つのグループに分けています。それぞれのグループの成績を、朝のクラス、昼のクラス、夕方のクラスごとに平均点を取ってグラフにしたものが、**図5-9**になります。ここで**一目瞭然なのが、夜型の学生の成績の悪さ**です。

3つのグループの中で、1日のどの時間帯のクラスも見ても、最も悪い成績となっています。夜型の学生は、夕方にはエンジンがかかりそうなものですが、朝型の学生と反

図 5-9　夜型の学生は成績が悪い

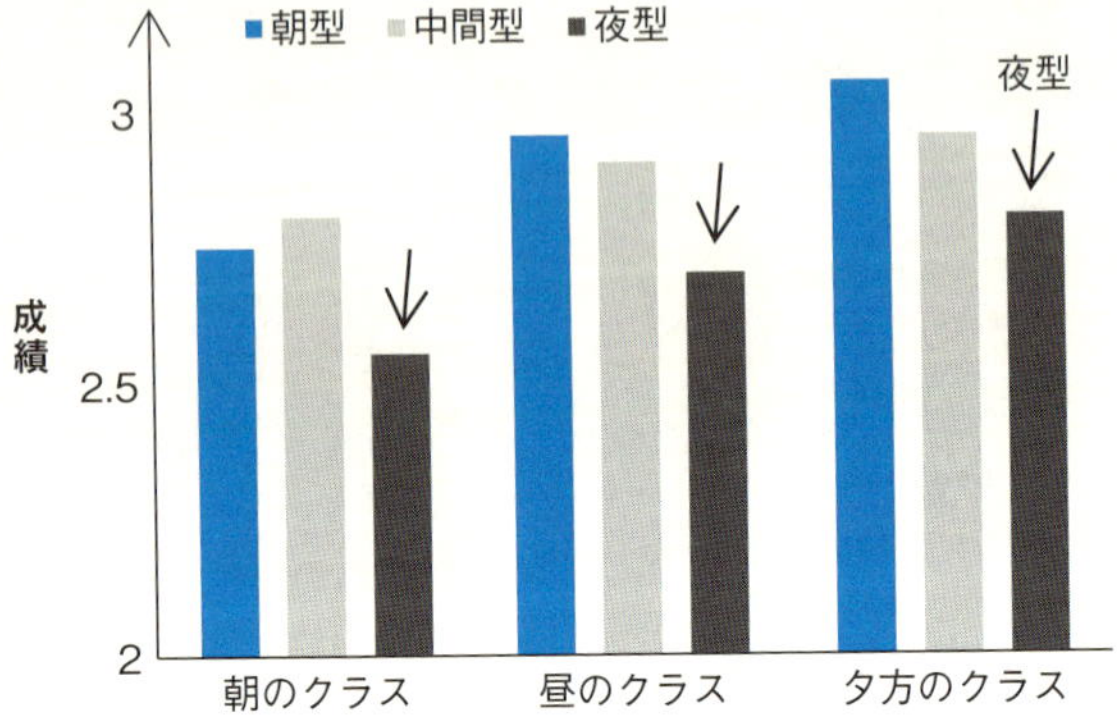

文献［83］のデータを元に作成

転するほどにはならないようです。ということで、夜型生活は、どうしても学業成績に悪影響を及ぼしてしまうようです。

もう1つ面白いのは、どのグループも、朝のクラスの点数が一番低いことです。これは、パフォーマンスの日内リズムと関係しているものと思われます。体力テストなどからわかる身体パフォーマンスは、午後3〜4時ころに最高になることが知られています。最近のアスリートは、この知見を利用して、試合時刻にパフォーマンスのピークが来るように体内時計を合わせます。学業成績についても、どうやら同じことが言えそうですね。

図5-10 クロノタイプ（朝型・夜型などの生活型）の年齢変化

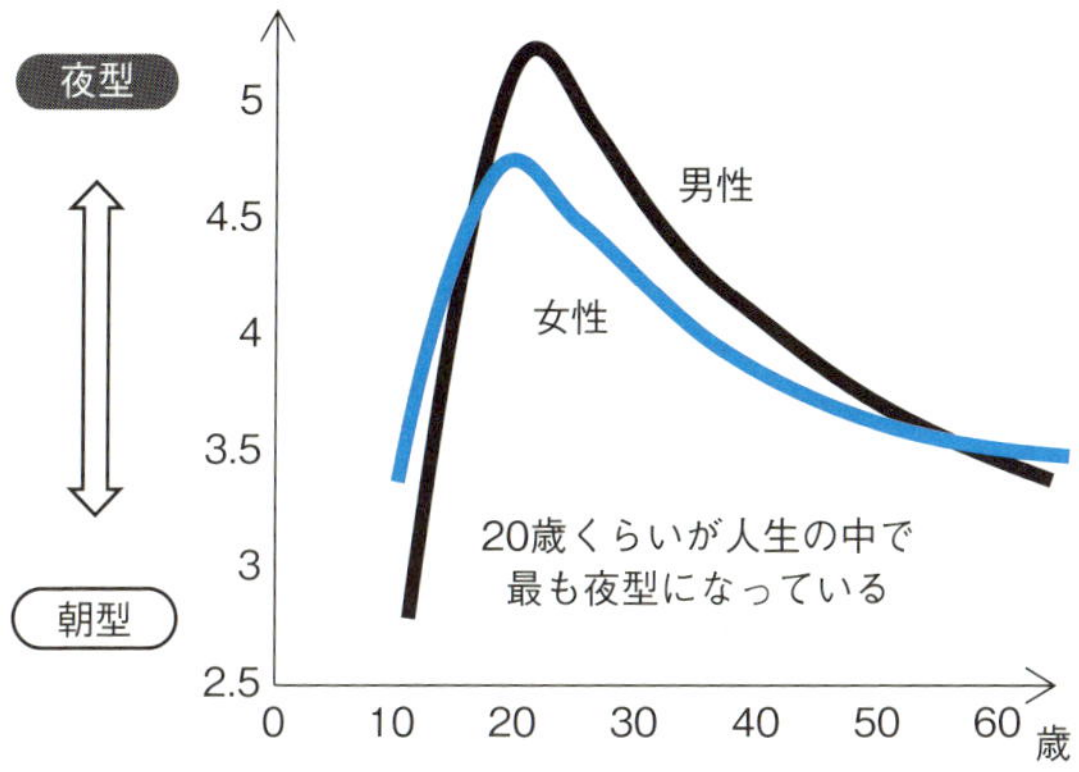

文献［84］のデータを元に作成

ちなみに、朝型、夜型といった生活リズムのことを「**クロノタイプ（chronotype）**」と呼びますが、一生の中でも変化することが知られています（**図5-10**）。[84]

一般的には20歳前後が最も夜型になりがちですので、学生の成績は悪い方向にシフトしやすいということですね。

学校の授業の開始時刻は8〜9時ころが多いと思いますが、先に書いたような研究結果を受けて、イギリスのある高校では、授業の開始を10時くらいに設定する試みを行ったところ、欠席率が減って成績上位者が増えたという話もあります。

学生に、早く寝なさいと言っても聞かな

いでしょうから、いっそのこと、始業時間を遅くした方が、社会的時差ぼけや夜型の悪影響が減るのではないかということですね。ただし、始業時間が遅くなることで、安心して夜更かしする学生が増えてしまうと、かえって逆効果となってしまう可能性もあるので要注意だと思います。試行の結果を受けて、多くの学校が真似するのか、興味深いところです。

夜型生活はどのくらいやばいのか？

朝型や夜型といったクロノタイプの違いは様々な疾患や死亡リスクに影響を与えることがわかってきています。

まずは、韓国で行われた、47〜59歳の男女1620人についての調査研究を紹介しましょう。[85]

質問紙により、クロノタイプを判定したところ、朝型の人が30％、夜型の人が6％、それ以外（中間型）の人が64％でした。そして、**夜型の人は朝型の人と比較して、糖尿病の割合が1・7倍、メタボリックシンドロームも1・7倍、サルコペニアが3・2倍多い**ことが明らかになりました。

続いて、アメリカのノースウェスタン大学とイギリスのサリー大学が共同で行ったもっと大規模な調査研究を見てみましょう。[86]

イギリスに住む43万人について、自身の生活型を、「完全に朝型」「どちらかというと朝型」「どちらかというと夜型」「完全に夜型」のいずれに当てはまるか回答してもらい、その後、5年間の疾病や死亡等を追跡調査したものです。

その結果、**夜型生活者は、糖尿病、精神的問題を抱えるリスク、神経障害、精神疾患、胃腸や呼吸器系の病気を抱える可能性が高まることがわかりました。**さらに、**死亡リスクに関しては10％も高い**ということで、**夜型生活を続けることは、身体的にも精神的にも負担が大きい**ことが浮き彫りになりました。

さらに、イギリスのグラスゴー大学などの研究チームが、やはりイギリス人9万人を調査したところ、**生活リズムの昼夜のメリハリの低下は、うつ病、双極性障害などと相関することが明らかになりました。**[87]

こちらの研究では、自己申告による生活型ではなく、腕時計型の活動量計を1週間使用してもらって生活型を客観的に計測しています。通常の人は、昼間の活動が大きく夜間の活動が少ないことから、昼と夜のメリハリがある昼行性の活動リズムができます。一方で、相対的に日中にあまり動かない人や、夜間の活動が多い人たちは、生活リズムのメリハリが小さく、精神疾患のリスクが高い結果となったのです。このような人たちは、大うつ病、双極障害、神経質、孤独感、幸福感の欠如、健康不安、反応時間の悪化、気分の不安定化といった症状が高い確率で表れることが明らかになりました。

じつは、**体内時計とうつ病などの精神疾患に関連があるというのは、昔から知られています**。

たとえば、北欧などの緯度が高い地域では、冬の間の日照時間が非常に短くなります。そうすると、うつ病の患者が増えるのです。これを「**冬季うつ病**」と呼びます。

うつ病の治療の1つに高照度光療法というものがあります。朝から昼の時間帯に、しっかりと強い光を浴びることで、体内時計のリズムを正常化させることが良いのではないかと考えられています。

そして、うつ病や双極性障害の患者さんは、睡眠がおかしくなる場合が多く見受けられます。体内時計がおかしくなるから睡眠がおかしいのか、睡眠がおかしいから生活リズムが狂って体内時計や精神がおかしくなるのかなど、因果関係は不明ですが、症状としては、睡眠障害がよく現れます。光療法は、体内時計を正常化し、睡眠リズムも整いやすくなりますので、対症療法かもしれませんが、治療効果が現れます。それで昔から利用されているのです。

将来的にメカニズムまで明らかになれば、もしかしたら、体内時計を整える薬が、うつ病や双極性障害などの治療薬として使えるようになることもあるかもしれません。

体内時計に合わない生活で早死にする

続いて、体内時計と合っていない生活を長年続けるとどうなるのかというのを、動物試験から見てみましょう。

京都府立大学の研究グループは、5日間に1回、時計の針を8時間進める時差環境でマウスを長期間飼育した場合にどうなるのかを調べています。[95]すると、**時差環境で飼育したマウスは、時差のないマウスと比較して、突然死する割合が高い**ことがわかりました。

突然死したマウスを解剖すると、慢性炎症が多く見られ、免疫系が影響を受けていることが示唆されています。直接的な死因はよくわからないということですが、慢性的な時差ぼけが身体にとても負担をかけていることは明白です。

似たような研究ですが、アメリカのバージニア大学の研究グループは、若いマウスと年寄りマウスに対して、時差ぼけの環境が生存率に与える影響について調べています。[96]すると、**年寄りマウスは時差ぼけに弱く、長期間は耐えられずに死んでしまう**ことがわかりました。若いマウスでも、おそらく、身体には相当な負担がかかっているのですが、若いうちは無理がきくので、すぐに死ぬことはありません。一方で、年寄りマウスは、8週間の実験で、約半数のマウスが死んでしまったということです。

慢性的な時差ぼけは、少なくとも動物実験レベルでは死亡リスクを大幅に上げますので、ヒトのシフトワークについても、長年続けることは、慎重に考えないといけない問題です。

ちなみに、シフトワークは、がんの発症を増やすことが報告されています。[20]

国際がん研究機関（IARC）による発がん性リスクでは、グループ2Aという上から2番目の分類になっています。これは、「ヒトに対する発がん性がおそらくある」というもので、紫外線やディーゼルエンジンの排気ガスと同じレベルです。

この食べ物に発がん性が疑われるという議論も大事ですが、シフトワークの問題は、かなり優先して考えないといけないレベルなのです。

時差ぼけ治療薬が早死にを救う

京都大学の研究グループは、2013年に時差ぼけにならない遺伝子組換えマウスを報告しています。[97]

時差ぼけの原因の1つは、中枢時計である視交叉上核の時計が、新しい時刻環境にはすぐに適応できないことが挙げられます。視交叉上核の時刻情報は、慣性の法則のように、これまでの24時間リズムをしばらく引きずります。視交叉上核の細胞は、神経細胞ですので、互いにシナプスを形成してネットワーク状になっています。細胞間で時刻情報をお互いにやり取りすることで、同期し、24時間リズムを安定化させています。そこに、目から入ってきた光の情報が届くのですが、じつは、視交叉上核の中の一部の細胞にしか届けられません。これにより、予期しない時刻に入ってくる光情報は、ノイズとして吸収し、ある程度無視できるようになっているのです。

京都大学のグループは、この神経ネットワークの時刻情報の安定化を妨げれば、予期しない時間帯の光情報にも、すぐに反応できるのではないかというところに目をつけました。

この情報交換には、バソプレッシンというホルモンと、それを受け取るバソプレッシン受容体が使われています。そこで、バソプレッシン受容体遺伝子を壊したマウスを時差環境で飼育したところ、時差ぼけが大幅に軽減されることがわかりました。

通常のマウスであれば、たとえば明暗サイクルを8時間早めた場合、ひどい時差ぼけを起こし、新しい時刻情報に合うまでに1週間ほどかかります。ところが、このマウスの場合、2〜3日で新しい時刻情報に合わせて行動できてしまうのです。

また、先ほど、年寄りマウスを慢性的な時差ぼけ環境で飼育するとすぐに死んでしまうことを紹介しましたが、なんとこのマウスは、時差ぼけ環境での飼育にも強く、普通のマウスよりも明らかに生存率が高くなっていました。[98]

さらに、このバソプレッシン受容体の働きを阻害する薬でも同様の効果が得られることがわかりました。

マウスにその薬を飲ませてから、時差ぼけの条件に変えると、新しい時刻情報にすぐに行動リズムを合わせることができます。そして、年寄りマウスにこの薬を飲ませてから時差ぼけ環境で飼育すると、やはり、薬を飲ませていないマウスと比べて、明らかに生存率が高いことがわかりました。

近いうちに時差ぼけ改善薬として売り出される期待もありますが、シフトワークを助長する恐れがあるということで、製薬会社は実用化に慎重なようです。

体内時計で妊活する

体内時計と生活リズムのずれは、生殖率にも関わるという報告が大阪大学の研究グループからなされています。[99]

メスのネズミを、自身の体内時計と少しだけずれた明暗リズムで飼育した場合、若いネズミは適応しやすいので影響がほとんど見られません。一方で、中年くらいのマウスは、生理周期がおかしくなり、不妊の症状を示しやすくなるというのです。

そのネズミを今度は体内時計と同じ周期の明暗サイクルに移して飼育すると、不妊の症状が改善されたということです。

ヒトの場合、体内時計の周期は24時間より少し長くなっています。だからと言って24・5時間周期で生活するというのはなかなか現実的ではありません。理論上は、体内時計の周期長を短縮させて24時間に近づけることで妊娠しやすくなるような薬の開発は、ありえるかもしれません。また、不規則な生活を送っている人は、やはり不妊のリスクが上がることが考えられます。妊活する人は、まず、規則正しい生活を心掛けるというところから始めたら良さそうです。

コラム：サマータイムはダメでしょ

最近、東京オリンピックの開催に合わせて、サマータイムを導入してはどうかという意見がありました。これに対して、いくつかの学術団体は反対の声を上げています。なぜでしょうか？

時刻の切り替えは年に2回だけですし、終了時は時刻が遅くなるので、身体の負担は少ないと考えられます。それほど問題ないのでは、と考える人も少なくないと思います。

先ほど、社会的時差ぼけの影響について説明しました。自分の生活リズムの中で、それをしている人たちですら、肥満や学業成績の低下などが現れています。この時差ぼけを社会全体で強制的に実施したらどうでしょうか？

実際に、サマータイムを導入した国では、時刻の切り替え時期に、急性心筋梗塞や交通事故などが増えたという報告が多数なされています[88−92]。また、サマータイム開始直後に、認知機能が低下したり、学力試験の成績が低下するという報告もあります[93,94]。

デンマークの研究では、うつ病の受診件数を18万件以上調べたところ、サマータイム終了の切り替え後、受診率が11％増加し、その後10週間続いたと報告されています。たった1時間、時刻をシフトさせるだけでも、その社会的影響はかなり大きいのです。

日本の場合、夏の夜は蒸し暑いので、さらに状況は悪いと考えられます。今よりも1時間（もしくは2時間）早く眠るのは難しいですね。そうすると、睡眠時間は明らかに減少するものと思われます。日本人の睡眠時間は、現状でも世界トップクラスで短いと言われていますので、これ以上、短くなったら、健康被害や睡眠不足に伴う事故が大幅に増えることが想定されます。サマータイムは省エネで経済的にプラスだと言いますが、試算するときに、これらのリスクや損失も盛り込まないといけません。

◇サマータイムに反対する科学者の声

東京オリンピックに合わせたサマータイムの導入は、ＩＴシステムの改修などが間に合わないというのが主な理由で難しいとされています。しかしながら、今後も検討される可能性を残していることや、健康面への問題点についてあまり触れられていないことから、いくつかの学術団体から、反対する意見が出されています。じつは、サマータイムは、以前にも国内で議論されたことがあり、たとえば２０１２年に、日本睡眠学会は「サマータイム制度に関する特別委員会」を立ち上げ、一般向けの教育資料などを公開しています（資料編参照）。

今回は、日本時間生物学会が２０１８年10月10日に「サマータイム導入に反対する」という声明を発表し、日本学術会議・生物リズム分科会が２０１８年11月7日に「健康を害し、省エネにもならない」と反対する提言を公表しています（**図5-11**）。

図 5-11 サマータイムの問題点とは？

サマータイムの導入により指摘されているデメリット

✓交通事故が増える
✓認知機能が低下する
✓睡眠障害のリスクが高まる
✓うつ病が増える
✓急性心筋梗塞の発生率が高まる
✓不登校が増加する
✓家庭内熱中症が増加する

日本学術会議の提言内容（一部抜粋）

- サマータイムは、生物時計の機能を損ね、その結果睡眠不足を起こし、睡眠障害のリスクを高め、急性心筋梗塞の発生率を高める。諸外国に比べ睡眠時間の短い我が国では、健康を障害する可能性が高いサマータイムの導入は、見合わせるべきである。
- サマータイムは、通勤通学時の暑さや、就寝時間帯の室内温度の上昇などをもたらし、家庭内熱中症のリスクを高める。暑さによる健康被害の増大が予測されるサマータイムの導入により、多くの国民の健康を危険にさらすべきでない。

全文はホームページ等でご覧ください
http://www.scj.go.jp/ja/info/kohyo/pdf/kohyo-24-t271-1.pdf

特別章②

睡眠と体内時計

睡眠と体内時計は、切っても切り離せない関係にありますので、ここで少しまとめて書くことにします。

眠くなる時刻は体内時計が決めるのか？

本来、私たちは夜になると自然に眠くなり、朝になると自然に目が覚めてきます。昼間は覚醒度が高い状態で、夜間は低い状態です。これは体内時計の作用によるものです。一方で、眠いのをこらえて徹夜することもできます。その場合、朝になると多少は覚醒度が上がってきますが、昼間も眠い状態が続きます。起きている時間が長ければ長いほど、眠くなります。これを「睡眠恒常性」、あるいは「睡眠圧」などと呼びます。こちらは、体内時計とは違って、砂時計のように一方向的に蓄積するタイプの時計です。

それでは、眠くなる度合いの関係はどうなっているかと言いますと、この**24時間型の体内時計と、砂時計型の睡眠時計の合わせ技になっています**。

学術的には、2プロセスモデルと呼ばれるもので、数理学的に表されます。それでは小難しいので、簡単に図に表すと**図S2-1**のようになります。

図 S2-1 眠気のリズム

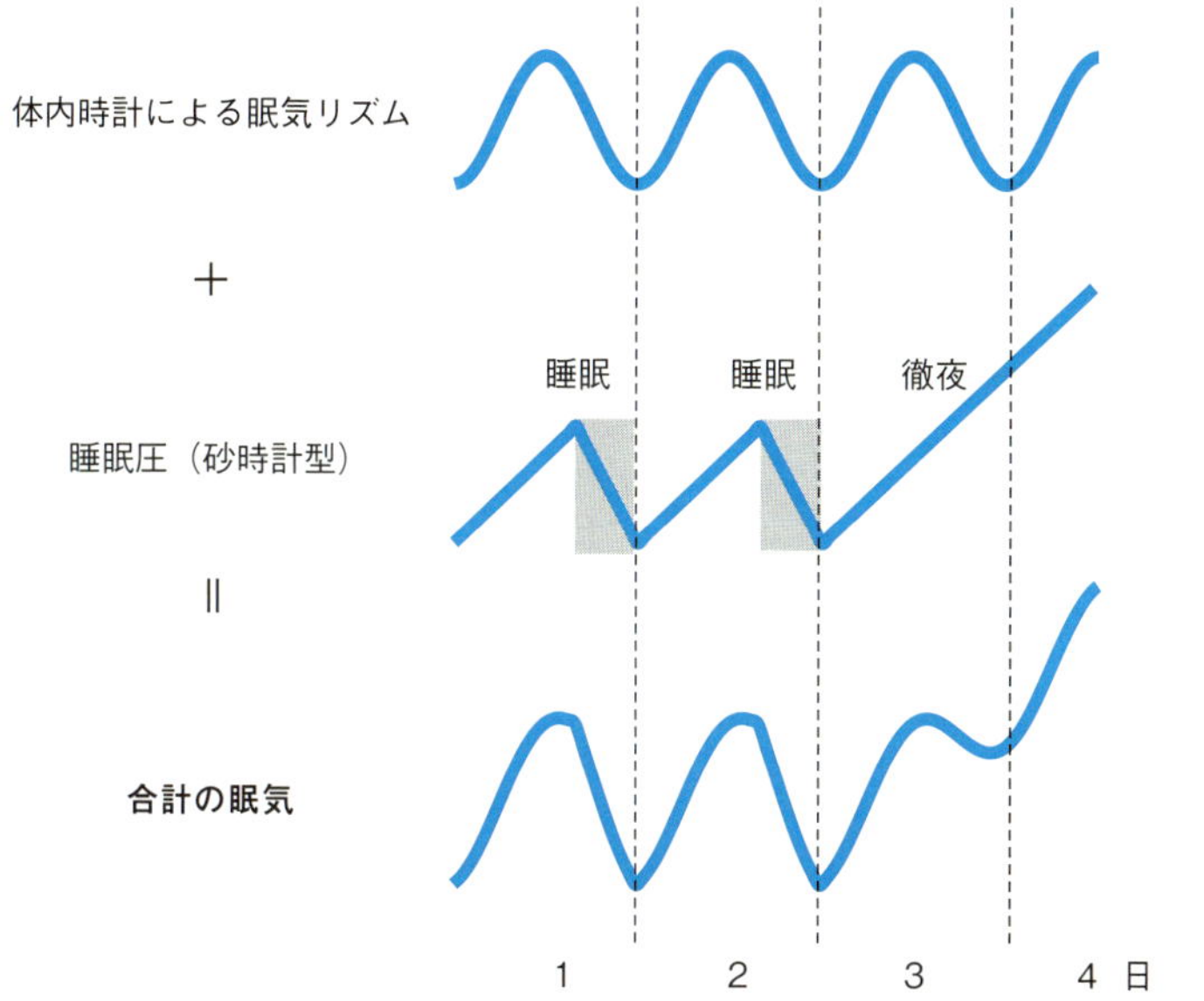

体内時計のリズムに合わせて、昼間は覚醒度が高く、夜は低い状態を、眠気として表しています。そこに、起きていると眠くなる睡眠圧を足します。これが眠気のリズムです。当然ですが、眠気は、眠ると解消されます。睡眠圧は、起きている時間が長いほど高くなりますので、徹夜などした場合は、その後に、いつもより余分に眠らないと、眠気が消費しきれません。これをリバウンド睡眠と呼びます。

ちなみに、前にも出てきましたが、中枢時計の時刻情報は、夜行性動物でも昼行性動物で同じです。メカニズムはわかっていませんが、眠くなる時間帯は、それぞれの動物タイプで反対になっています。

ヒトの自然な眠りとは～原始生活民族の睡眠～

それでは、本来、ヒトに備わっている自然な睡眠リズムとはどのようなものでしょうか。

それを考える上で重要な知見があります。2015年にカルフォルニア大学を中心とした研究グループの報告で、現代社会とは切り離された環境で、今でも原始的な生活を送っている民族の睡眠を調べたものがあります。[100]

タンザニア（アフリカ）のHadza族、ボリビア（南米）のTsimane族、ナミビア（アフリカ）のSan族について、3年間の調査を行っています。

これらの民族の就寝から起床までの平均時間は6・9～8・5時間で、正味の睡眠時間としては5・7～7・1時間でした。これは、現代生活を送っている私たちと、とくに変わらないという結果です。

この3民族は、地理的には離れていますが、睡眠のリズムは、いずれも似ていたそうです。ある意味、これが人間にとって理想の睡眠リズムなのかもしれません。

ちなみに、日本人の睡眠時間は、OECD加盟国で最も短いという調査結果があり、平均値の8・4時間に対して、日本人は7・4時間と、1時間ほど短くなっています。

3民族の話に戻ります。夏と冬とでは、日の長さが違いますので、自然な生活では、どのような就寝・起床時刻になるのかと言いますと、朝起きる時刻は1年を通して、ほとんど変わらないそうです。一方で、就寝時刻は、日没後の約3・3時間で、夏の場合は、冬よりも遅くなります。つまり、夏の方が睡眠時間が短くなるのです。

起床時刻が1年を通してほとんど変わらないということですが、一般的には、自然社会では、朝日とともに起きるというイメージではないでしょうか。当然、日の出の時刻は季節によって変わりますので、起きる時刻が一緒と言うことは、冬の場合、日の出時刻よりも早く起きているということになります。じつは、冬だけでなく、ほとんどの季節で、日の出よりも少し早く起きているようです。

これらの民族の起床時刻を決めている因子を調べたところ、夜間に気温が低下してきたものが、明け方に上昇に転じるポイントがありますが、その付近で起床することが明らかになりました。つまり、**ヒトの自然な目覚めというのは、朝の光によるのではなく、気温の上昇によるものだということです**。

ということは、文明人としては、明け方に部屋の空調を調節して、室温が上がるようにセットしておけば、自然な目覚めを促せるのではないかということになります。

実際に、布団の温度で眠りをコントロールする「ふとんコンディショナー」という商品もあるようです。眠るときには温度を1度下げ、目覚めのときには1度上げるというコンセプトで、快眠と心地よい目覚めを実現するそうです。

睡眠ホルモンのメラトニンをコントロールする

メラトニンが睡眠ホルモンだという話を聞いたことがある人は多いと思います。ヒトの場合、メラトニンが睡眠を促す役目を持っていますので、メラトニンの分泌量も睡眠コントロールには重要です。

通常、メラトニンは、日没後に分泌量が増え、真夜中に最も盛んに分泌されます（**図S2-2**）。

図 S2-2　メラトニン（睡眠ホルモン）は夜間に分泌され、光で抑制される

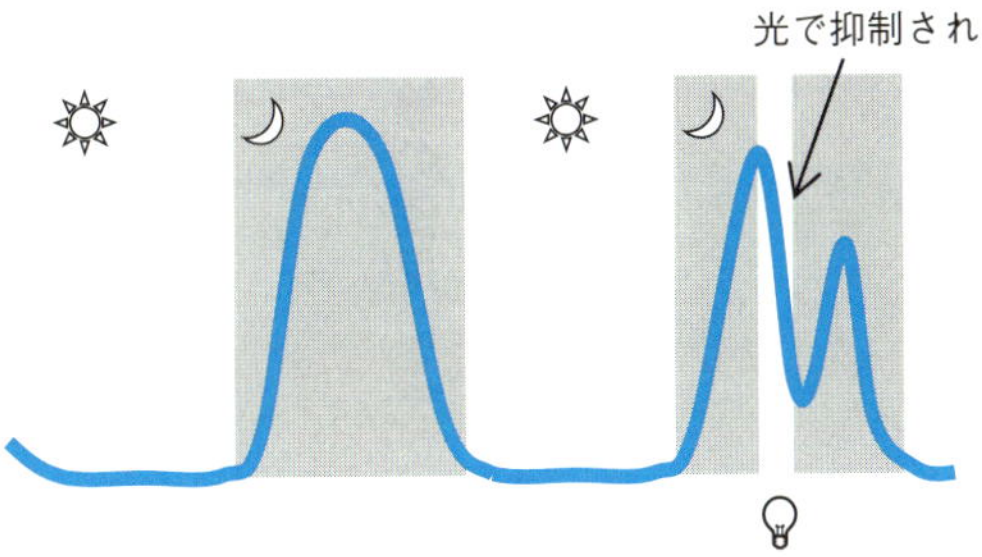

夜になっても光を浴びると、メラトニンは抑制される
⇒ 睡眠中は暗い環境を保つべし

ただし、光を浴びると分泌が抑えられる性質を持っていますので、夜になっても明るい光を浴びていると、メラトニン濃度はなかなか上がりません。そうなると、眠りを誘導する効果が現れませんので、いつの間にか夜更かしすることになってしまいます。

また、夜の光は、メラトニンへの影響だけでなく、体内時計を後ろにずらす作用もありますので、家の照明が明るい人は要注意です。とくに、白色LEDに使われている光の波長は、体内時計に作用しやすいことがわかっていますので、暖色系の色味（長波長）に変えることで、ある程度は対処することが可能だと考えられています。

体内時計が後ろにずれてしまうと、翌日にメラトニンが分泌されるタイミングも遅くなってしまいますので、寝る時間がさらに遅くなるという悪循環に陥ってしまいます。夜は部屋の明かりを抑えて、眠りやすい環境作りをしましょう。

また、寝る前のベッドなどで、スマホを使う人もいると思います。スマホの明かりで、実際に体内時計が動くかということは、光量的に微妙なところのようですが、明るい画面が好きな人や、目に近い位置でスマホを使用している人は、悪影響が出ている可能性があります。実際、寝る前に電子書籍と紙の本を読んでもらった比較実験があります。**電子書籍の使用により、メラトニンの分泌量および眠気が減少し、体内時計が後退し、翌日の注意力が低下したと**報告されています。[101]

たとえば、iPhone には、Night Shift モードという機能があるようですので、夜間は、画面の明かりを暖色系に切り替えるといった工夫も良いと思います。

さらに、メラトニン分泌には、昼間の光も関係します。昼にしっかりと明るい光を浴びないと、夜の光によってメラトニン分泌が抑制されやすいことが知られています。[102、103]

そして、昼間に明るい光を浴びることで、夜のメラトニン分泌が増えることも報告されています。[104]

高齢者では、メラトニンの分泌量が低下することが知られており、睡眠の質の低下との関連が考えられています。高齢になると、水晶体の光の透過性が低下しますので、明暗シグナルのメリハリが低下します。白内障の手術により睡眠が改善したという話もありますので、昼の光が睡眠に与える影響も少なからずあるようです。

※注意：海外では、メラトニンをサプリメントとして販売している国もありますが、日本では医薬品に区分されており、医療従事者の管理下で使用する必要があります。メラトニンをもとに作られた睡眠薬もあり、やはり、処方薬となっています。食品としての製造、輸入、販売は法律で認められておらず、小児や妊婦の摂取は危険性が示唆されていますので、安易な使用は控えてください。

このような「健康食品」の安全性・有効性に関する情報は、国立研究開発法人医薬基盤・健康・栄養研究所が運営する素材情報データベースに掲載されています。

https://hfnet.nibiohn.go.jp/contents/indiv.html（資料編にＱＲコード掲載）

ちなみに、メラトニンは、夜行性動物においても夜間に分泌されます。つまり、メラトニンと睡眠が結びついているのは、進化的に新しく、昼行性の霊長類になってから獲得した機能だと思われます。ということは、それ以前から、メラトニン以外に睡眠を促す物質（あるいは仕組み）が存在していたことになります。もちろん、ヒトにも、それがあるだろうと考えられますので、メラトニンばかりにこだわる必要はありません。ただし、それが何なのかはまだまだ不明なことが多く、研究途上の分野ですので今後の研究に期待です。

お腹がすき過ぎると眠れない

食後に眠くなるという経験は、多くの人が実感していると思います。これは、副交感神経が活性化するからです。一方で、お腹がすいているときは、食料を確保しなければなりませんので、交感神経が優位となり、ストレスホルモンも分泌されます。身体が狩り（戦闘）モードになっているのです。

また、「**オレキシン**」というホルモンは覚醒や摂食に働くことが知られています。もともと「食欲」を意味するギリシャ語である「orexis」から命名され、空腹時に分泌が高まります。このホルモンがうまく働かない「ナルコレプシー」という病気がありますが、患者さんは、覚醒状態を維持できず、突然、眠ってしまいます。ひどい場合は、立っているのに、突然、倒れてしまいます。オレキシンは、覚醒状態を保つ有力なホルモンですので、夜間に分泌量が増えないように、過度の空腹は控えるのが良さそうです。ちなみに、最近、オレキシンの働きを弱める作用を持つ睡眠薬も開発されましたので、やはり、睡眠に関わる重要プレーヤーであることがわかります。

良い眠りのための6か条＋α

一．夜の部屋の明かりは、間接照明や暖色系の明かりにすることで、目に入る光の量や質をコントロールする。

体内時計が後ろにずれにくく、メラトニンの分泌も邪魔されなくすることで、自然な眠気を誘導します。

二．夕飯は適度に食べる。就寝直前まで食べているのはダメ。

交感神経やオレキシンを活性化させないことで、覚醒作用を弱めていきます。ただし、遅過ぎる時刻の夕食や、量が多い夕食は体内時計を後ろにずらしてしまいますので、ほどほどに。

三．就寝時刻の1時間前までにお風呂に入り、一旦、体温を上げ、下がってきたところで眠りにつく。

体温（脳温）が下がるタイミングで眠くなります。お風呂の時間が寝る間際になってしまう場合は、シャワーにして体温を上げ過ぎないようにしましょう。

四．眠っているときは、遮光カーテンを使うなどして、なるべく暗い環境を維持する。

夜中の光は、メラトニンや体内時計に影響しますので、できる限り暗くするのが鉄板です。

五．朝は、カーテンを開けて明るい光を浴びる。そして、朝ごはんを食べる。

体内時計をリセットし、夜型の悪循環を断ち切ります。そうすれば、夜になると、自然に身体が眠りの準備を始め、体温が下がりますし、メラトニンが分泌されて眠くなります。また、次の朝に自然と身体が起きてくるようになります。

六．昼は、明るい光と薄着をこころがける。

昼間の明るい光は、夜のメラトニン分泌を増強します。また、日中を薄着で過ごすことで、夜間の深部体温が下がり、睡眠の質の改善が期待されます。[105]

＋α．文明の利器を使う

たとえば、エアコンや布団の温度をコントロールして、寝つきや目覚めをスムーズに促します。そのための商品も売られ始めています。また、目覚まし時計で眠りが浅くなったタイミングで起こしてくれる商品やアプリもあります。さらには、室温、照明、音楽など、部屋の環境全体を時刻に合わせてコントロールしてくれる商品の開発も進んでいるようです。

最近では、睡眠を科学技術でコントロールする「**スリープテック**」が注目され始めています。新しい商品やサービスが次々と生まれつつありますので、要チェックです。

第6章

体内時計コントロールのポテンシャルは無限大

んはありません。

アスリートの時計コントロール

私たちが発揮できる身体や頭脳のパフォーマンスは1日を通して同じではありません。

ネズミの記憶力を試した試験では、記憶力が高まる時間帯とそうでない時間帯があることを説明しました（**図5-2**）。また、大学生の試験成績から、午前中の授業は午後の授業と比較して全体的に平均点が低いというデータも出てきました（**図5-9**）。

アスリートのように、最大パフォーマンスで勝負をするような場合、何時に競技をするかということも非常に重要な問題になってきます。

体内時計の観点から、一般的にフィジカルパフォーマンスが最大になるのは、午後3～5時ころと言われています。ちょうどそのころの時間帯は、交感神経系の働きが最も活発で、体温や心拍、血圧、呼吸器量なども最大になることが知られています（**図6-1**）。つまり、この時間帯に競技を行うと良いスコア（タイム）が出やすいということになるのです。それでは、試合が午前中だったらどうしたら良いでしょうか。あるいは、海外遠征で、日本時間の夜中の試合だったらどうしたら良いかということですが、やはり、良い成績をおさめたいのであれば、体内時計を動かすというのが1つの方法に

図 6-1　身体活動のピークと病気の時刻表

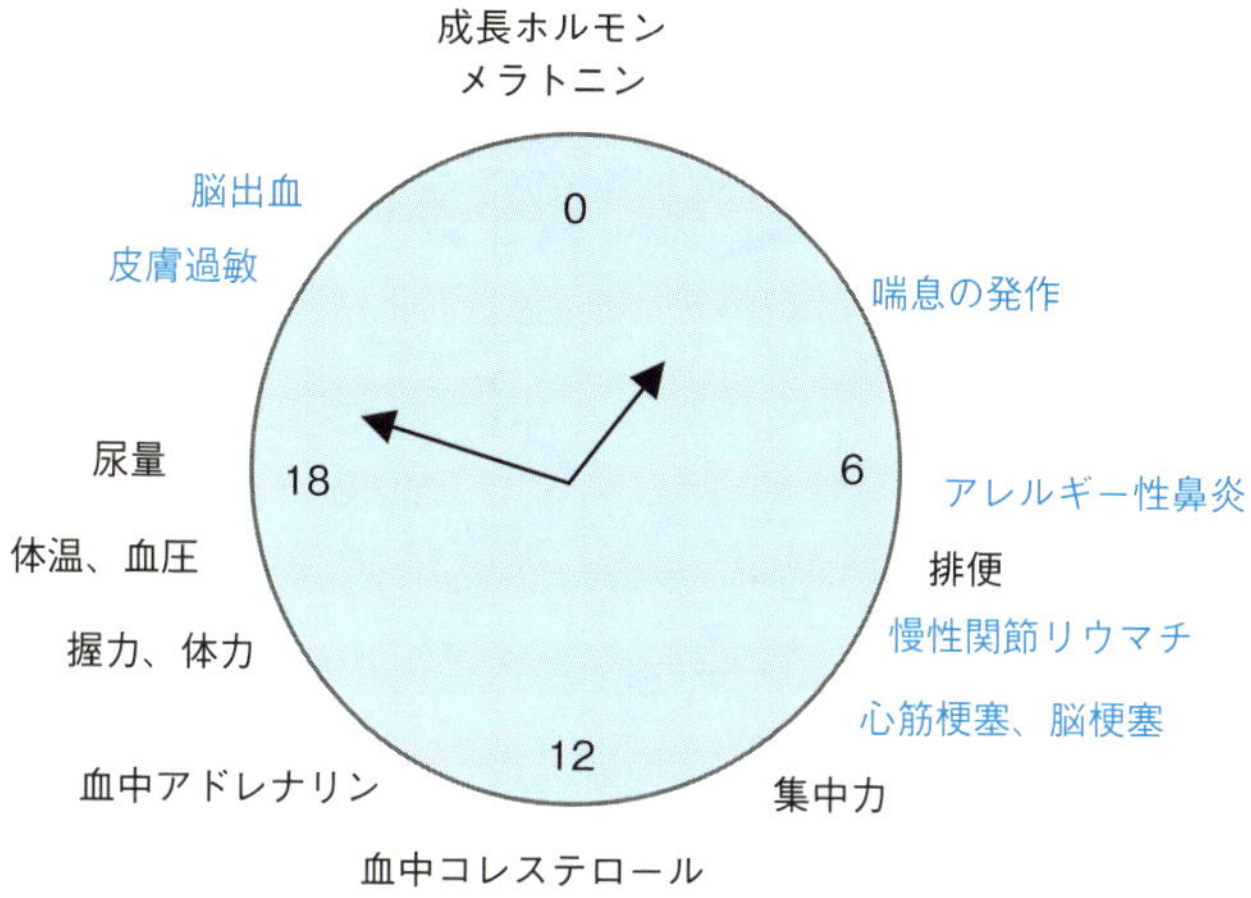

参考：文献［108、109］

なるわけです。

ここで1つ注意すべきは、**最大パフォーマンスをたたき出す時間帯は、クロノタイプにも影響される**ということです。イギリスで行われた研究で、競技アスリートのパフォーマンスを時刻毎に測定し、朝型、中間型、夜型のクロノタイプとの関係を調べたものがあります[106]。

121人の選手を3つのクロノタイプに分類したところ、朝型の選手が28%、中間型が48%、夜型が24%でした。全体平均としては、16時ころにパフォーマンスのピークが来ますが、クロ

図6-2　アスリートのパフォーマンスが最大化される時間

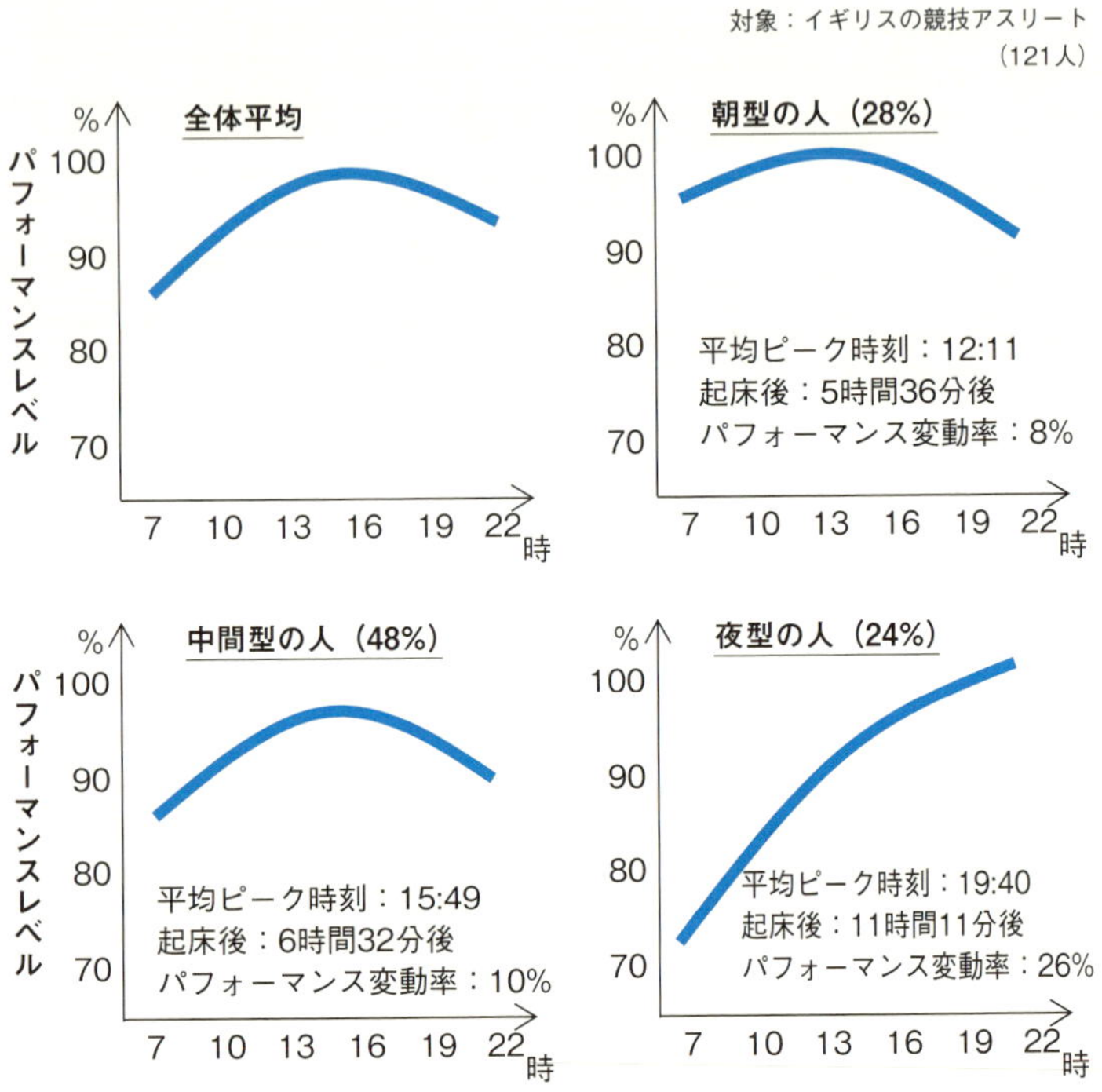

文献［106］のデータを元に作成

ノタイプ別に見ると、朝型の選手は13時ころ、夜型の選手は20時過ぎにピークが来ることがわかります（**図6-2**）。

朝型の選手と中間型の選手のパフォーマンスのピーク時刻を、起床時刻から計算すると、だいたい6時間ということですので、4分の3の選手は、競技の6時間前に自然に起床するように体内時計を合わせて行くことがベストのようです。一方で、残りの4分の1の夜型の選手については、パフォーマンスが最大化されるのが、起床時刻の11時間くらい後ということです。昼の競技でこれを合わせるのは難しいですが、反対に、夜に行われる競技には向いていますね。

大事な試験前こそ時計コントロール

これは何もアスリートに限った話ではありません。

一般人の認知機能、判断力、握力などについて、時刻を変えて測定を行うと、やはり、アスリートの最大パフォーマンスと同様の結果になることが確かめられています。[107]

大半の人は起床後、6時間程度で最も良い成績になります。ただし、夜型のクロノタイプの人は、パフォーマンスが最大化されるまでに10時間くらいかかりますので要注意です。

受験生をはじめ、大事な試験を受ける場合、試験時間にパフォーマンスを発揮できないと、残念ですよね。社会人でも資格試験のために夜遅く勉強している人もいるのではないでしょうか。夜遅くに試験勉強して、いつもより夜型の生活になってしまった状態で試験を受けるとどうなるかは、もうおわかりですね。

試験は当然、昼間に行われますし、朝からということも珍しくありません。大学生の成績では、夜型の人は試験結果が顕著に悪い傾向が出ていました（図5-9）。

これと同じことをしては、実力がちゃんと発揮できません。試験の数週間前から、戦略的に朝型に切り替えていった方が良いでしょう。とくに、午前中の試験の場合、夜型生活者の頭の冴えは最悪です。試験の直前には、しっかりと朝食習慣を作って、朝から頭が働く状態にして試験を受けることをおすすめします。

また、海外出張で重要な会議があるときなども同様です。時差ぼけで頭が働かない状態で臨むのと、時差をしっかりと調節して、良いパフォーマンスで臨むのとでは、その後の仕事にも大きな差がつくのではないでしょうか。

最近では、スマホのアプリなどで体内時計を調節するためのアドバイス（起床時刻や光環境の調節）をくれるようなものも出て来ています。このようなサービスを上手に利用することで、仕事のパフォーマンスを上げられるのが、できるビジネスマンなのかもしれません。

病気には時刻表がある

病気の発症時刻にも、体内時計は深く関わります（図6-1）[108、109]。

たとえば、血圧は寝ている時間帯は低いのですが、朝起きてくると上昇します。すると、心臓や血管に負荷がかかりますので、心筋梗塞や脳梗塞は、朝から午前中にかけて発生しやすくなります。

心血管疾患には、血の固まりやすさも関係してきます。一般的にストレスがかかると、血は固まりやすくなります。心拍、血圧、血糖値を上げて、筋肉にすみやかにエネルギーを行きわたらせると同時に、出血にもそなえているのです。

血が固まりやすいということは、血栓ができやすいということになります。実際にストレスがかかっても、じっとしていて負傷出血することがほとんどない現代人では、血栓が詰まって心筋梗塞や脳梗塞が引き起こされやすくなってしまうのです。

アレルギーや炎症反応も日内変動が大きいものの1つです。

喘息の発作は午前4時ころを中心とした明け方に集中することが知られています。これも先ほどの心筋梗塞や脳梗塞の話と関連します。基本的に、昼間というのは交感神経が優位になります。アドレナリンが分泌され、ストレスホルモンであるコルチゾールも高く、臨戦態勢を取っている状態です。一方で、夜の寝ている間は、副交感神経が優位になり、アドレナリンやコルチゾールが低下します。身体が起きる準備を始める夜明け前が、これらのホルモンの分泌量が最も少なく、身体が一番休息モードになっています。血圧が低下し、気道も狭くなって呼吸が少ない状態です。一方で、身体の修復役である免疫系にとっては働きやすい時間帯で、炎症反応が進みます。すると喘息持ちの人は、気道が炎症してさらに狭くなってしまいますので、発作が起こりやすくなるのです。

また、似たような理由で、アレルギー性鼻炎の症状も早朝が最もひどく、慢性関節炎やリウマチの症状も朝方にひどいと言われています。

ウイルスと戦う時刻

全身の細胞の状態に24時間リズムがあることから、ウイルスの増殖にも時刻の差が現れることが報告されています。[110]

マウスの鼻腔にヘルペスウイルスを感染させる実験をすると、活動期の終わりに感染させた場合は、活動期の直前に感染させた場合よりも10倍くらいウイルスが増殖してしまうことが示されています。また、時計遺伝子を壊して、体内時計をおかしくしたマウスにおいても、ウイルスの増殖率が高くなることがわかりました。

さらに、培養細胞においても、やはりウイルスの増殖速度は時計遺伝子の時刻情報に依存することが示されており、細胞の状態の日内変動が要因であることが伺えます。そして、インフルエンザウイルスでも同様の現象を確認しており、ウイルス全般に共通する可能性が示されています。

このことから、活動期はウイルスがあまり増殖できないような体内（細胞内）環境が整っているのに対して、休息期は増殖が進みやすい環境であることがわかります。

また、**時差ぼけやシフトワークは、体内時計のリズムを狂わせますので、ウイルスが増殖しやすい体内環境になってしまう危険性が考えられます。**

注射を打つのは何時が良い？

最近の研究から、ワクチンの予防接種による効果も、１日の中で違いがあることがわかってきました。

イギリスのバーミンガム大学の研究チームによる２０１６年の報告では、65歳以上の

２７６名について、インフルエンザ予防接種の時刻による効果を調べています。[111]

約半数の人には午前中（9時〜11時）に予防接種を受けてもらい、残りの半数は午後（15時〜17時）に受けてもらっています。1カ月後に血液を採取して、インフルエンザウイルスに対する抗体（ワクチンの効果）がどのくらいできているかを調べています。

その結果、どちらのグループも抗体は作られていましたが、午前中に接種したグループの方が、より多くの抗体が作られていました。つまり、**予防接種を午前中に受けた人の方が、免疫効果が高かった**ということになります。

大阪大学免疫フロンティア研究センターの研究グループも、同様の報告をしています。こちらは動物試験での結果ですが、マウスを使って、違う時刻（昼と夜）にワクチンを接種し、5週間後に抗体の数を調べています。[112]

すると、夜中にワクチンを接種したグループの方が、数倍も多くの抗体が作られていました。このグループの研究は、その仕組みまで研究しています。抗体産生に関わる免疫細胞（B細胞）は、リンパ節から血液に出て、全身をめぐっています。これが、交感神経が活性化されるとリンパ節にとどまることがわかりました。この状態は病原菌が侵入してきたときに、抗体を作りやすい状態だということです。夜行性のマウスでは、夜間に交感神経が活性化されますので、夜にワクチン接種をしたグループで効果が高かったということのようです。

活動時間帯は、活発に動き回るため、病原菌にさらされるリスクも高いことから、このような仕組みが進化したのではないかと考えられます。

その傷は夜の傷？

病原菌に対する防御作用が活動時間帯で高いことと似たような現象として、傷口の回復に関わる時間の研究報告もあります。切り傷ややけどの傷が治る回復速度を調べると、**昼間の傷の方が、夜の傷よりも早く治る**というのです。[113]

イギリスのMRC分子生物学研究所のグループによると、重症のやけど患者118名の記録を調べたところ、夜間（20時〜翌朝8時）に発生したやけどは、95％回復するまでに平均28日かかるのに対して、昼間のやけどは平均17日で治っていたそうです。かなり回復速度が違うことがわかります。

これは、**修復に必要な皮膚細胞が、やけどの部位まで移動する速度が日中の方がはる**

かに早いことによるそうです。つまり、身体の初動対応が早いということです。

培養皮膚細胞を使った検証実験でも、皮膚細胞の体内時計に合わせて、細胞の運動度が変わることが確認されています。皮膚の細胞も、今が何をすべき時刻なのかを知っているということなのです。

活動期である日中は、病原菌や傷に対して、すぐに対応する準備ができているのですね。

時間治療と時間薬理

病気の発症やひどくなるタイミングが1日の中でわかっているものに関しては、そのタイミングに合わせて治療を行ったり、薬の投薬をするという研究が進んでいます。

「**時間治療**」あるいは「**時間薬理学**」と呼ばれるような研究分野です。

たとえば、喘息の発作は明け方に起こりやすいということですが、普通の薬を夜に飲んで寝た場合、明け方ころには効き目が切れてしまいます。

そこで、テオフィリンというお茶に含まれる成分をもとに作られたタイプの薬では、少しずつ吸収されて効果がゆっくりと現れる徐放薬の形態となっており、夕食後に内服することで、明け方の発作時に効果が強く現れるように設計されています。

免疫や循環器、呼吸器などは、体内時計の影響を受けて1日の中で状態が変わりますので、じつは、様々な病気において、この時間治療や時間投薬が効果を発揮すると考えられます。しかしながら、実際の医療現場では、看護師さんが忙し過ぎて、患者さん1人1人に合わせて投薬のタイミングを最適化して管理することは難しいようです。ただし、がん治療の現場などでは、その後の生存率に大きな違いが出るという研究結果などもありますので、病院によっては取り入れているところもあるようです。

◇抗がん剤の投与時刻で生存率が変わる

抗がん剤の時間薬理学の研究で有名なものに、卵巣がんの患者さんの治療で、薬剤の投与時刻を変えるだけで生存率が変わったという報告があります。[114]
ドキソルビシンとシスプラチンという抗がん剤を投与する際に、4つのグループで比較しています。1つ目のグループは時間を考慮せずに投薬したもの。2つ目のグループはドキソルビシンを朝6時に投与し、シスプラチンを夕方の6時に投与したもの。3つ目のグループはその反対で、ドキソルビシンを夕方の6時、シスプラチンを朝の6時に

図6-3　時間を考慮した治療法の例（抗がん剤の投与）

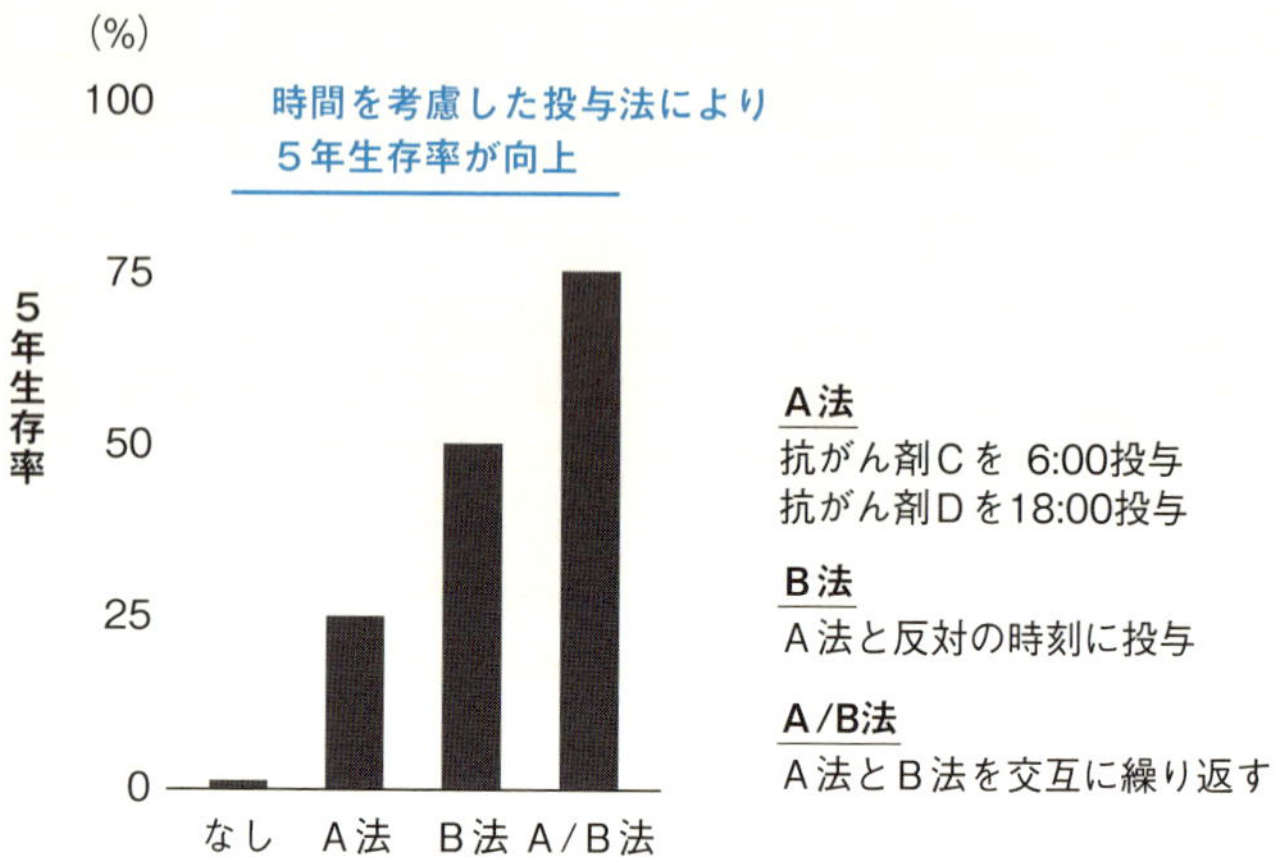

文献［115］のデータを元に作成

投与したもの。最後のグループは、ドキソルビシンとシスプラチンの朝夕の投与を交互に変えて投与したものです。その後の5年生存率を追跡調査していますが、驚くことに、グループによって結果が相当異なっています**（図6-3）**。

時間を考慮しない最初のグループは最も成績が悪く、2年半で全員が亡くなっています。一方、それぞれの抗がん剤について時間を決めて投与したグループでは、5年後の生存率が上昇しており、さらに、交互に投与したグループでは75%程度まで生存率が上昇しています。

また、小児白血病の治療において、6-メルカプトプリンとメトトレキサートの投与タイミングを朝投与した場合は、生存率が46％だったけれど、夜投与では64％まで上昇したという報告例もあるそうです。[115]

このように、投与時刻を変えるだけで、生存率が変わるという事実がありますが、抗がん剤の場合、副作用が小さくなるというのも重要なポイントになります。副作用が強く現れてしまう時刻に投与すると、その影響で治療を中断したり中止したりするケースが増えてしまいます。副作用が少ない時刻に投与することで、最後まで投薬が続けられ、功を奏することもあるようです。

また、がんというのは発症部位や細胞の種類などによって千差万別ですので、1人1人の患者さんに対して、抗がん効果の面から適切なタイミングを見極めるのは難しいのが現実です。しかしながら、副作用に関しては、薬ごとにどのような症状が現れるのかが、かなり限定されています。患者さんによるタイミングの違いも少ないようですので、現実的には、こちらの方が実践しやすいそうです。

◇抗生物質の副作用を軽減する時刻

このように、副作用を抑えるという観点からの投薬として、アミノグリコシド系抗生物質の例もあります。

これは代表的な抗生物質の1種ですが、腎毒性があることが知られています。以前から、腎臓に滞留する時間を短くするために、1日に2〜3回に分けるよりも1日1回の投与が良いということは言われており、病院では日中に投与します。

ただし、副作用の大きさが時刻によって異なるという研究報告も昔から知られており、腎毒性を低く抑えるという観点からは、早朝の投与が良いとされています。

血圧も24時間リズムが大事

血圧は体内時計にコントロールされている生理現象の代表的な1つでもあります。最近では、高血圧の診断や治療にも体内時計の概念が取り入れられるようになってきました。

通常、血圧は朝起きると上昇し、午後から夕方にかけて最も高くなり、夜になると下がります（**図6-4上**）。

図 6-4　血圧の 24 時間リズム

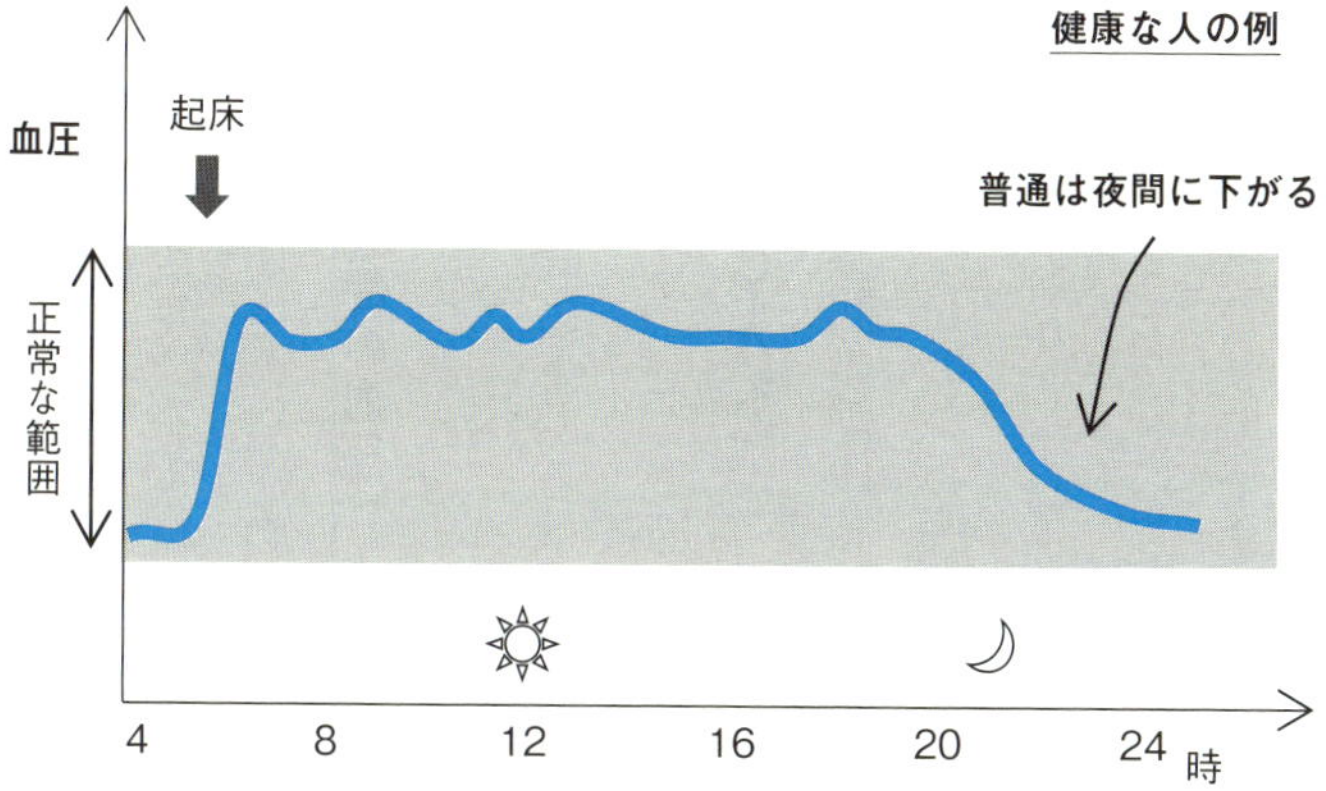

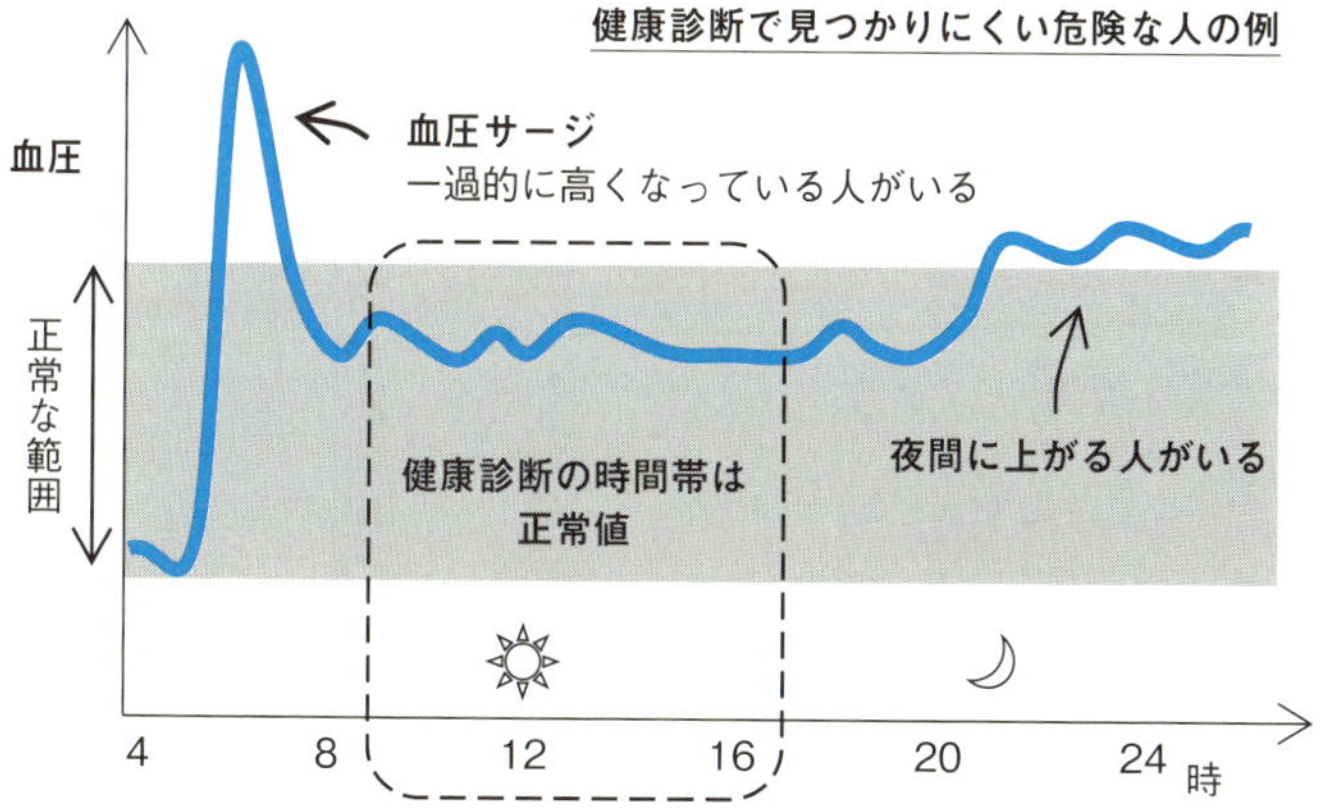

健康診断や病院で血圧検査をするとき、ふつうは昼間に行いますので、夜間の血圧がどうなっているか、ほとんどの人は不明だと思います。

そこで、ヨーロッパで行われた研究で、60歳以上の高血圧患者について、2年間、血圧と虚血性心疾患の発症頻度について調べたものがあります。[116]

すると、**「昼間の血圧」よりも「夜間の血圧」の方が心疾患の発症と関連が強い**ことが明らかとなりました。

じつは、夜間に下がるはずの血圧が、あまり下がらない人たちがいることがわかってきたのです。それどころか、むしろ夜間に血圧が上がってしまう人までいることもわかりました**（図6-4下）**。

これらは、昼間の健康診断ではなかなか見つけることができません。正常だと思っていたら、いつの間にか心疾患などの重篤な病状に至ってしまうケースもあるようです。

さらに、何かの拍子に血圧が急上昇する人がいることもわかってきました。これを「**血圧サージ**」と呼び、朝に起こりやすいことが指摘されています。これは脳卒中などにつながる危険な状態であることは、簡単に想像がつくと思います。

このような知見が出てきて、この10年くらいで家庭用の血圧計が普及してきました。少なくとも、寝る前や起きてすぐの血圧は測れますので、昼間の病院では見つけられないタイプの高血圧を見つけることができます。

さらに最近では、スマートウォッチなどのウェアラブルデバイスでも血圧が測れるものが出てきました。これであれば、24時間の血圧がモニタリングできますので、異常があればすぐに気づける世の中になってきました。家族に、既往歴のある人がいたりする場合は、このようなものを活用すると安心ですね。

血圧の治療薬に関しても、時間治療の概念が浸透してきています。

ACE（アンジオテンシン変換酵素）阻害薬というタイプの降圧剤は昔からよく使われている薬です。これは、**朝に投与するよりも夕方に投与した方が夜間血圧が下がりますので、有効的ではないか**と言われています。また、副作用の空咳も夕方投与の方が少ないと報告されています。

じつは、このACE阻害効果を持つ食品というのが知られていて、血圧が高めの方に効果がある特保（トクホ：特定保健用食品）として売られています。

そのほとんどがペプチド（タンパク質を分解してアミノ酸が数個から数十個程度つながった断片になったもの）で、イワシ由来ペプチド、かつお節由来ペプチド、ゴマ由来ペプチドなどです。原料のタンパク質は様々ですが、特定のアミノ酸が並んだペプチドで効果があることがわかっています。医薬品として使われているACE阻害薬のエナラプリル（商品名レニベース）もフェニルアラニン－アラニン－プロリンというアミノ酸が3個つながったペプチドをベースとして作られていますので、基本的には、同じようなものです。

つまり、**これらの食品や医薬品を利用して、高血圧による心疾患のリスクを下げたいという人は、朝食時に摂るのではなく、夕食時に摂った方が効果的なのではないか**ということです。

体内時計を早めてレタスを育てる

この本は、体内時計の知識を、私たちの健康に活かすという視点で書いてきました。この章の最後に少しだけ、体内時計の知識というは、それにとどまらず、農業や畜産といった様々なものに活かせるものだという話をしましょう。

最初の方に書いたオジギソウの例からもわかるように、植物にも24時間の体内時計があります。

植物の場合、昼間は光合成をしてエネルギーを獲得し、夜は、葉に蓄えたエネルギーを利用して生活しています。睡眠こそないと思われますが、エネルギー代謝の観点からは、動物とまったく同じで、昼と夜で、しっかりと切り替える必要があります。その点で24時間の体内時計は大事なのです。

1日の昼間の長さ（日長）というのは、体内時計を使って認識していると考えられています。そこから、日が長い季節（春から夏）と、日が短い季節（秋から冬）を読み取って、どの季節に花を咲かせるかといったことが決まってきます。

短日植物であるキクは、日長が短くなってくる秋に花を咲かせます。そこで、菊の栽培農家では、春から夏にかけては、ハウスに覆いを被せて昼の時間を短くすることで夏に花を咲かせたり、反対に、秋から冬にかけては、人工照明をあてることにより、昼の時間が短くならないようにして開花時期を遅らせます（電照菊）。そうすることで、正月や春のお彼岸にも出荷できるように調節しているのです。

稲の品種改良でも、この日長を測る植物の仕組みが鍵を握っています。現在では、緯度の高い北海道でも美味しいお米が沢山作られていますが、稲はもともと南方原産の植物です。品種改良の途中で、寒冷耐性はもちろんですが、日長を測る遺伝子にも変異が入ったことで、北海道でも栽培できる稲ができました。

稲は、本来は長日条件で開花するため、夏の後半にならないと開花しないのですが、北海道の夏は短いので、実をつけるころにはかなり寒くなってしまいます。そこで、日長を測る遺伝子に変異が入った系統が生み出されたことで、7月の終わりに開花し、短期間で栽培できるような品種ができたということです。[117]

体内時計を制御して植物の成長をコントロールする技術の研究も進んでいます。年々盛んになってきている植物工場での利用が始まっています。

植物の成長スピードにも体内時計が関係するということがわかってきました。これ

図 6-5　植物の体内時計を利用した植物工場

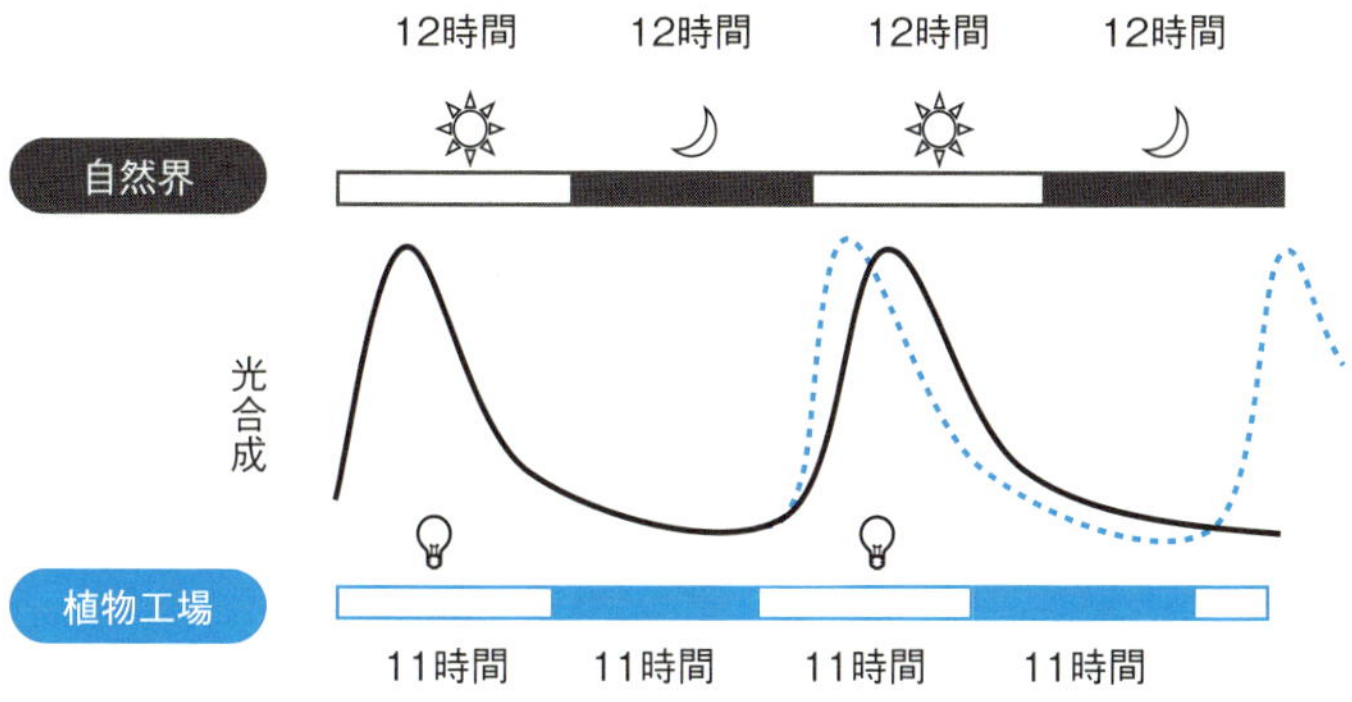

参考：文献［117］

は、サーカディアン共鳴現象と呼ばれるものですが、植物が持っている体内時計の長さに合わせて明暗をコントロールすると、最も植物の成長が早くなるという現象です。ネズミの体内時計に合わせて飼育したら繁殖率が上がったというのと、どこか似ていますね。

それとは別に、植物が感じる夜の時間を短くするという方法もあります。

植物にとって夜の時間帯は日が当たらないので、光合成に関する遺伝子の発現量を低下させています。その時間帯に一生懸命光をあてても電力が無駄になってしまいますので、植物の体内時計が朝になるのを待つしかありません。

そこで、植物の体内時計が朝になるよりちょっとだけ早い時間に光を当てると、光による時刻合わせ機能が働き、植物は朝が来たと勘違いして光合成を始めます。つまり、毎朝、植物を少しだけ早起きさせることで、光合成の効率が低い夜の時間帯を短くするのです（**図6-5**）。

レタスの場合、22時間（昼11時間、夜11時間）で栽培するのが最も成長が早いという実験報告がなされています。[117]

実際は、夜の方が電力コストが安いというような事情もありますので、24時間から外れた周期で栽培をすると、コストがかさむ場合もあるようです。その辺りの損得を総合的に判断して栽培リズムを決めますが、理論的には22時間周期の栽培などが最も効率が良いというのは面白いですね。

生殖季節も体内時計が決めている

植物の開花時期を光でコントロールするのと同様に、家畜の繁殖時期を光でコントロールする方法も、じつは昔から利用されています。

植物と同様に、動物にも短日繁殖と長日繁殖をするものがあり、春や秋に出産や産卵をするものが多いのです。

ウマは長日繁殖動物ですので、本来は春にならないと繁殖活動をしません。ここで、冬に人工照明を当てることにより、繁殖期を誘導できるのです。反対に、ヤギやヒツジは短日繁殖動物ですので、夏には光を遮った小屋で飼育することで、繁殖させることができます。

ヒトでも夜行性動物でも、メラトニンは夜に分泌されるという話を前に書きました。そのことから、本来は睡眠と関係ない機能があることがわかります。じつは、その作用の1つとして、季節性の繁殖活動に関わることが知られています。メラトニンの投与による繁殖制御というのも、昔から実用化されてきた方法なのです。メラトニンは睡眠ホルモンというよりも、光を感知して、それを身体に伝えるホルモンなのですね。

ちなみに、光による繁殖制御というと鶏卵を思い出す人も多いかと思います。ニワトリやウズラなどの鳥の産卵は、冬季に減少することが知られていますので、やはり、人工光による季節制御がポイントになります。

ウズラの場合、昼間を16時間にして夜を8時間にすると、毎日ほぼ決まった時刻に産卵します。昼間の時間をもっと長くしたり短くしたりすると、産卵時刻がばらつき、産まない日も出てくるようです。

ニワトリの場合は、1日の周期を25～26時間にすると産卵率が良くなることが知られていますので、窓のない鶏舎では、このサイクルで飼育しているところもあるようです。また、昼間の時間帯は、ずっと光をつけていなければならないかというと、そんなことはないのです。つまり、必要ない時間の光を消すことで、電気代が節約できます。ということで、2時間点灯↓4時間消灯↓8時間点灯↓10時間消灯という方法（コーネル大学方式）なども考案されています。

地球上の動植物は、基本的にはみんな、24時間の体内時計を持っています。この仕組みを上手く利用すれば、健康にも長生きにもつながりますし、産業応用だって可能なのです。一方で、この仕組みに逆らうような使い方（生活）をしていると、無理が生じて、結果的にいろいろなリスクを生み出してしまうことになるのですね。

第7章

超実践編：自分のリズムを測ろう

この章では、実際に、自分の生活リズムを測定し、「見える化」する方法を紹介します。健康維持、ダイエット、パフォーマンスの向上などにきっと役立つはずです。

睡眠／活動のリズムをスマートに測る

自身のリズム計測の第一選択肢は、スマートウォッチです。

最近では、いろいろなメーカーから、工夫を凝らしたものが沢山出ています。スマートウォッチはビジネスシーンに合わないと思っている人もいるかもしれませんが、最近では、通常のアナログウォッチの見た目で、活動量計が仕込まれているもの（ハイブリッド型）もあります。おしゃれ度、価格、機能と様々ですので、自分のスタイルに合わせたものを選びましょう。

ここでは、一例として、私が利用しているFitbitのCharge 2というものをご紹介します。

私は、このFitbitのスマートウォッチを2年くらい使っていますが、基本的に、お風呂に入るときと充電するとき（週1～2回、2時間程度）以外は、24時間365日ずっとつけています。最初の1週間くらいは、腕につけたまま眠るのに、若干、違和感がありましたが、すぐに慣れました。

これを使って、24時間、自動で測っているのは、

① 活動量（万歩計機能、活動リズム）
② 睡眠時間と質（深い眠り、浅い眠り、レム睡眠、中途覚醒）
③ 心拍数

です。そこから、消費カロリーや運動時間なども計算してアプリでグラフ化してくれます。そのほかに、体重、食事（カロリー、栄養素）、飲み物などを自分で入力することも可能で、カロリー収支や、体重の変化（1週間、1カ月、3カ月、1年間）などもスマホやタブレットで管理できます。とにかく、いろいろなものが見える化できるのが良いところだと思います。

体内時計の観点からは、心拍数と睡眠の24時間グラフを気に入って毎日チェックしています。これで、日々の活動パターンが一目でわかります（**図7-1**）。

図 7-1　スマートウォッチによる活動の「見える化」の例

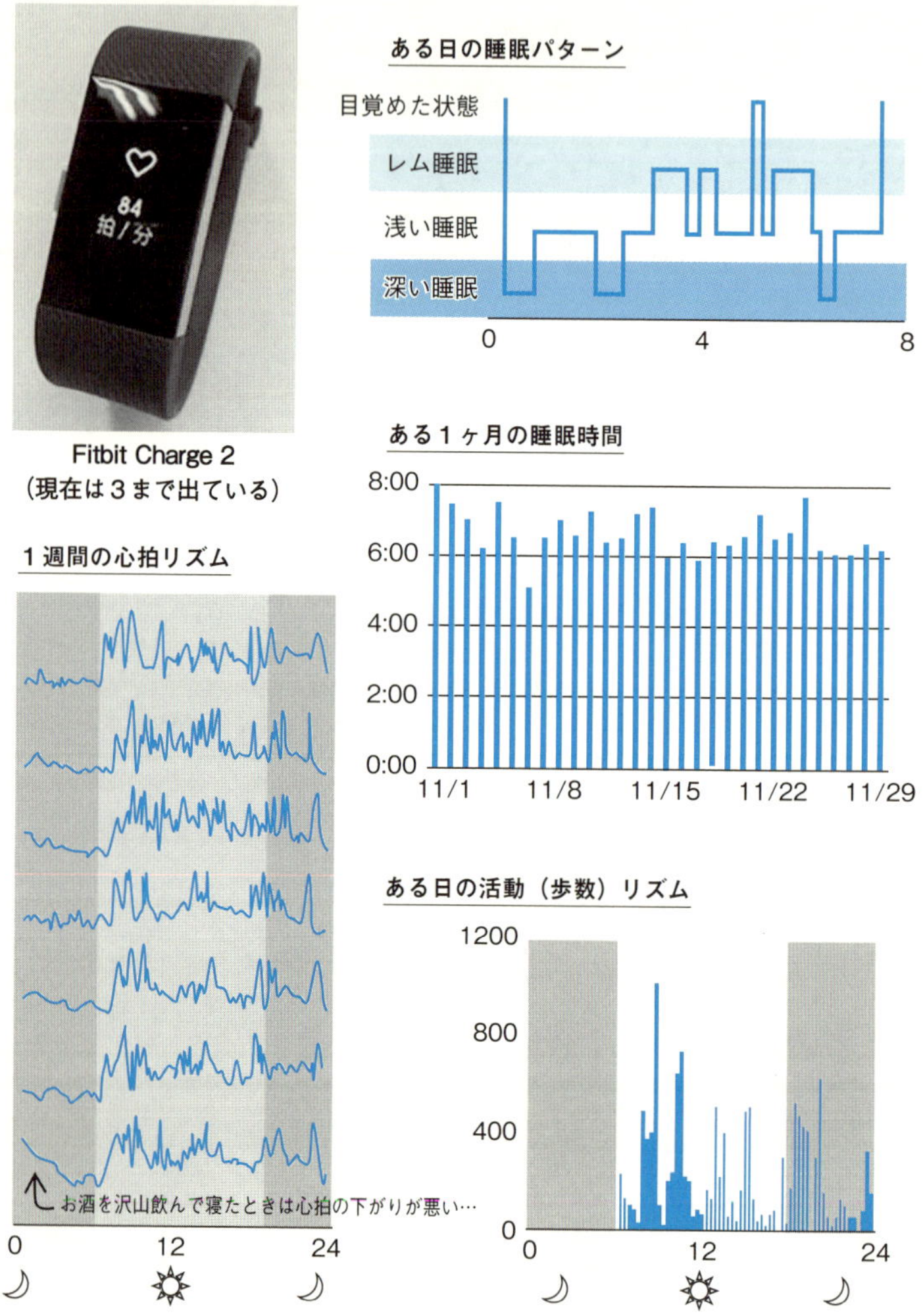

私は、平日と休日の時差があまりないような生活を心がけていますが、土日のグラフだけ後ろにずれている人は、社会的時差ぼけがありますので、すぐにわかると思います。あるいは、お酒を沢山飲んでから寝た夜は、心拍の下がりがいつもより悪いことなどもわかったりします。

じつは、古典的な万歩計もそうですが、**毎日、数値として示されるだけで、意識する度合いが変わります**。したがって、万歩計をつけて、その結果を見るだけでも、活動量を増やす効果があると言われています。睡眠や、社会的時差ぼけについても、同様で、自分の生活リズムが見える化されるだけで、まずは、生活リズムの改善効果が期待できますね。

スマートウォッチを24時間ずっとつけているのに抵抗があるという人は、活動量と睡眠量で、それぞれに特化した商品もあります。

活動量だけ手軽に測りたいという人には、万歩計があります。また、スマートフォンには加速度センサーが入っていますので、アプリを入れるだけ（最初から入っているものもあります）で活動計（歩数計）として利用することが可能です。興味がある人は、アプリストアに無料のものが沢山ありますので、検索してみてください。

睡眠についても、枕元に置くだけで、体の動き（寝返りなど）から睡眠量や質を記録・判定してくれる商品があります。オムロンの「ねむり時間計」などです。睡眠が浅くなったところで、起こしてくれる目覚まし機能もありますので、目覚めの良い朝を迎えたい人には良いですね。

同様に、スマホのアプリで、これを実現してくれるものもあります。枕元にスマホを置いて寝ると、寝返りなどの動きを加速度センサーで感知する仕組みです。やはり、睡眠を判定し、浅い眠りの時に目覚まし機能をセットできるものなどもあります。

ほかにも、たとえばタニタが出しているスリープスキャンというシート型センサーなどは、寝具の下に敷いて使うタイプで、睡眠の状態を詳しく測定してくれます。自分の眠りの状態を詳しく知りたい方には良さそうです。

自分のクロノタイプを知ろう

このように、スマホの無料アプリなどを利用するだけでも、活動や睡眠パターンなど

図7-2 朝型－夜型 質問紙（抜粋版）

問1 朝、ある特定の時刻に起きなければならないとき、どの程度目覚し時計に頼りますか。
1）まったく頼らない　2）あまり頼らない
3）わりに頼る　4）たいへん頼る

問2 ふだんあなたは、朝、目が覚めてから容易に起きることができますか。
1）たいへん容易である　2）わりに容易である
3）あまり容易でない　4）まったく容易でない

問3 ふだん、起床後30分間の食欲は、どの程度ですか。
1）たいへん食欲がある　2）わりに食欲がある
3）あまり食欲がない　4）まったく食欲がない

問4 次の日、まったく予定がないとすれば、あなたは寝る時刻をいつもに比べてどうしますか。
1）遅くすることはほとんどない(まったくない)
2）遅くしても1時間以内
3）1-2時間遅くする
4）2時間以上遅する

問5 午後11時に寝るとすれば、あなたは、そのときどの程度疲れていると思いますか。
1）たいへん疲れていると思う　2）わりに疲れていると思う
3）あまり疲れていないと思う　4）まったく疲れていないと思う

問6 ある理由で寝るのがいつもより何時間か遅くなったが、翌朝は特定の時刻に起きる必要がない場合、あなたは次のどれにあてはまりますか。
1）いつもの時刻に目覚め、それ以上眠らないだろう
2）いつもの時刻に目覚めるが、その後うとうとするだろう
3）いつもの時刻に目覚めるが、また眠るだろう
4）いつもの時刻より遅くまで目覚めないだろう

いずれの質問も、1）ほど朝型傾向が強く、4）ほど夜型傾向が強いことを示します。

完全版は、睡眠医療プラットフォームのホームページに掲載されています。http://www.sleepmed.jp/q/meq/

の生活リズムは簡単に計測（見える化）できます。ただ、もっとアナログな方法で簡単に自分のクロノタイプ（朝型、夜型など）を知りたいという人には、**図7-2**の質問紙による判定法というものもあります。興味がある方は試してください。なお、インターネットサイトでは、質問に答えていくと自動で判定結果を表示してくれますので便利です。

睡眠医療プラットフォーム（朝型夜型質問紙）
http://www.sleepmed.jp/q/meq/meq_form.php

ちなみに、海外サイト（英語）では、クロノタイプを動物に例えて説明してくれるようなものもありました。興味がある方は、「my chronotype」などで検索してみてください。

夜型人間のための夜型生活

夜型人間にとって、本書ではほとんど悪い話ばかりを書いて来ましたが、じつは、そういう人も、自分の生活環境を徹底的に夜型にしてしまえば、大半の問題は解決します。たとえば、夜遅い食事は肥満と相関しますが、遅いというのは、自分の体内時計に対して遅いのが問題であって、壁にかかっている時計が指している時刻のことではありません。

アメリカで行われた研究で、肥満の人とそうでない人の食事を、「MealLogger」というスマホのアプリを使って1週間調査し、体内時計と合わせて解析したものがあります。その結果、食事時刻としては差がなくても、自身の体内時計に対して遅い時間帯に食事をしている人が肥満と相関することがわかっています。[118]

つまり、**どうしても遅い時間に食事をする人は、体内時計自体を普通の人よりも遅くしてしまえば良い**のです。

体内時計の時刻の手がかりは、大きく、「光」「食事」「運動（活動）」の3つです。この3つがそろっていれば、体内時計は調和し、身体も頭も非常に良く働きます。そして、休息（睡眠）の質も良くなり、健康そのものです。これまでの全体の注意事項を**図7-3**でおさらいしておきましょう。

したがって、夜型生活者の場合は、朝の時間帯に遮光カーテンを利用して朝日を浴び

図 7-3　体内時計オーケストラを調和させる健康生活のポイント

☆「光のリズム」「食事リズム」「活動リズム」の 3 つのリズムのピークをそろえる。

そのために、
✓毎日、同じ時刻に起きて、太陽光をたっぷりと浴びる（日中までたっぷり浴びるのがベスト）
✓ 1 日の活動の初めに朝食を食べる（炭水化物＋タンパク質）
✓休日の朝も、なるべく平日と同じ時刻に起きて、朝ごはんを食べてから活動する（平日との時差は 2 時間以内に抑える）。
✓コーヒー（カフェイン飲料）は、朝から昼過ぎまでは推奨。夕方以降は飲まないようにする。
✓日中は適度に運動する。
✓夜の明かりは抑えめにする。白色よりも、暖色系が良い。
✓夕食が遅くなるときは、早めに分食する
✓代謝改善のためにプチ断食をするのであれば夕食を抜く（昼過ぎまでは充分に食べて良い）

ないようにする（中枢時計を起こさない）。昼に起きたら、ちゃんと光を浴びて（ここで中枢時計をリセット）、食事（朝食に相当）を規則正しく摂る。夕方の食事（昼食に相当）を多くして、深夜の食事（夕食に相当）は軽めにする。これで、他の人よりも遅い食事でも太りやすくなりませんし、夕方から夜にかけては、頭が冴えてハイクオリティな仕事もできるはずです。

ここで注意すべきは、夜遅くまで仕事しているけど、次の日も早くに起きて（朝ごはんも食べずに）会社に行かなければならない人です。これぱかりは、どうにもなりません。光、食事、活動のリズムがずれていますし、睡眠時間も絶対的に足りません。睡眠と活動は表裏一体ですので、睡眠を削るということは、活動（パフォーマンスや健康）を削っているのと同義です。働く時間こそ長く確保できますが、質は自分が思っている以上に悪いと考えてください。質より量という考えもわかりますが、健康へのダメージは確実に蓄積して、後で自分に返ってきます。まずは、夜型生活を変えるか、働き方を変えるかを考えてみてください。

食生活パターンを「見える化」する

活動や睡眠パターンというのは、これまで出てきたような、ウェアラブル端末やスマホなどで、ほぼ自動的に記録できます。将来的には、食事（内容、パターンなど）もそうなるでしょうけれど、現在のところ、自分から積極的に記録するしかありません。いまどきは、スマホで撮った写真をＡＩが自動認識するというのも出てきていますが、まだまだ改良の余地がありそうな状況です。私自身も、いくつかのアプリを試してみましたが、大きな皿に数種類の家庭料理を盛りつけたものなどは、ちゃんと認識してもらえず、なかなか大変でした。

そこで、食事のタイミングだけをなるべく簡単に記録できるアプリを探してみたところ、便利なものがいくつかありましたので、ご紹介しましょう。

無料アプリの「ダイエットカメラ」というものをしばらく使ってみました。その名の通り、食事をスマホのカメラで撮影するだけです。食事のタイミングが記録され、それをグラフ化してくれます（図7-4）。

食生活パターンを見える化するという目的には、ちょうど良かったです。

「ダイエットとるだけ」というアプリも基本的に食事の写真を撮るだけで、タイミングが記録されます。こちらは、もっと積極的なサービスがあって、そろそろ食事を食べる時間ですよというのを通知してくれます。そして1カ月経つと、管理栄養士さんからのコメントももらえます。食事時間を誰かに管理してもらいたいという人には良いかもしれません。

あとは、ライフログ系のアプリの中にも、食事を記録できるものがあるようです。運

図7-4 スマホアプリによる食事リズムの「見える化」の例

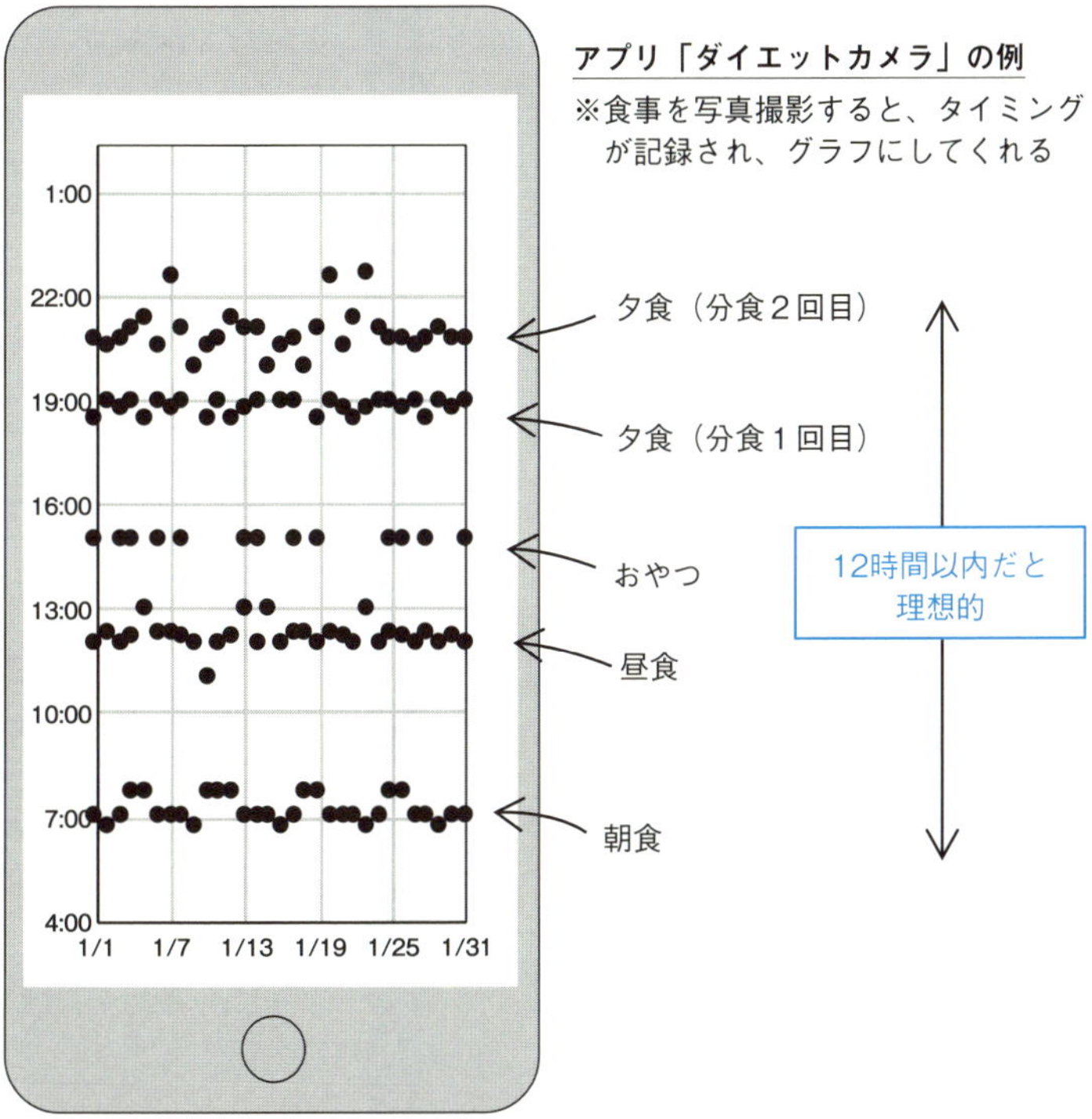

動、食事、仕事など、いろいろな記録を残せるタイプですね。

それと、研究者が、データ取得の目的を兼ねて公開しているアプリもあります。第3章で、アメリカのパンダ教授の研究を紹介しました。その中で、スマホのアプリを利用して、食事時刻を管理・解析していました。現在も、インターネットから、「MyCircadianClock（英語版のみ）」というアプリが入手できます。記録したデータを研究目的で使用することについて同意した上で、個人登録し、無料で使えます。日本では、慶応大学の眼科研究室から、「食べリズム」というアプリも公開されています（iPhone版のみ）。

睡眠や体内時計をコントロールするためのデバイスやサービス

これまで書いてきましたように、体内時計を上手く利用して生活パターンを組むことができれば、睡眠やパフォーマンスの向上に効果が期待できるわけです。

そこで、生活パターンを計測・解析し、どうしたら良いのかコーチングしてくれるようなサービスやデバイス、アプリを提供する会社も出てきています。これらは、企業向けであったり、高額であったり、海外版だけというものも多いので、誰でも今すぐに使えるものは少ないかもしれませんが、言い換えれば、すでに商売になるほど効果が見込めるということです。

海外旅行に伴う時差ぼけの調節には、英語版ですが、「Entrain」「Timeshifter」「Jet

Lag Rooster」などのアプリが出ています。旅行日程に合わせて、光の時間をどうしたら良いか、カフェインをいつ摂ったら良いかなどのアドバイスをしてくれたりします。ＡＮＡ（全日空）も光の浴び方や食事の摂り方を知らせてくれる時差ぼけ調節アプリを開発しており、２０１９年４月にリリースすることが発表されています。

海外のベンチャー企業が開発したNeuroon（ニューローン）という商品は、センサーとライトを搭載したスマートアイマスクです。このアイマスクをして眠ると、睡眠を解析してくれて、睡眠効率を上げるためのアドバイスをしてくれるそうです。また、内蔵ライトで目覚めを促したり、時差ぼけ調節までしてくれるということですので、海外に行く機会が多い人には良さそうですね。

あるいは、ライトを搭載したゴーグルやイヤホンで体内時計を調節するというコンセプトのデバイスも売られています。ただし、眼の近くで青色光を照射するタイプの商品は、眼に対する悪影響も懸念されます。[119]

個人的には、安全性が担保されてから試してみたいと思っています。

このように、体内時計の知見を上手に活用して、健康で豊かな生活を可能にしようという試みが進んでいます。日進月歩で新しい知見、技術、サービスが生まれていますので、みなさんの情報もどんどんアップデートしていってください。基本の部分は、そうそうぶれることはありませんので、この本で、学んでいただいたことがお役に立てるのではないかと思います。

終わりに

体内時計というのは、自分が持っているものですが、自分でコントロールするものなのか、それとも自分がコントロールされているものなのか、不思議に思うことがあります。睡眠もまた同様です。多くの日本人（とくに働き盛りの人々）はデータ上では睡眠不足ですが、それで十分にやれていると思っている人が多いと思います。なぜなら、睡眠によるパフォーマンスの低下は自覚することが難しいからです。多くの研究から証明されていますが、認知機能や注意力は、睡眠不足に比例して下がります。しかしながら、睡眠不足の自己認識度は、ある程度のラインで飽和してしまい、それ以上は機能しません。睡眠不足で判断力が鈍っていると言えば皮肉っぽいですが、実際にはその通りなのかもしれません。それがミスを生み、事故を起こし、将来的な疾病リスクを上げてしまっている側面があると思います。

本書は、多くの人が健康で充実したライフスタイルを組み立てる一助となることを期待して執筆しました。ただし、実際に睡眠を削って仕事をしている人たちの気持ちを動かすまでの力はなかったかもしれません。持続的な健康ということを考えると、「働き方改革」というのは、実際に必要なのだと思います。

しかし、個人的には、もう少し先の未来では、それが解決できるのではないかと楽観視している部分もあります。それは、ウェアラブル端末などから健康状態や精神状態を把握し、どの選択肢を選んだら効率良く物事が進むのか（病気を避けられるか）など、AIがアドバイスしてくれる世の中です。すでに最新のカーナビ機能では、交通量データから、どの道を通ったら何分くらいで目的地に到着するのか、かなりの精度で予測してくれます。今日はこっちの道の方が早いですよということもよくあります。蓄積されたデータにもとづいて客観的なアドバイスをしてくれるAIが、今夜寝ないで頑張るより、明日早起きして仕事した方が結果的に良いですよ、と言ったらどうしますか？　意外とバリバリ仕事している人ほど受け入れられるのではないでしょうか。

健康長寿は多くの人が願っています。健康で元気があるからこそ、いろいろなことにチャレンジできます。「食」は健康を支える土台であり、その中でも、「いつ食べるか」ということは他では代替することができない大きな柱です。本書を通してそのことが伝わっておりましたら幸いです。

人生《じんせい》を変《か》える最強《さいきょう》の食事習慣《しょくじしゅうかん》

—『時間栄養学《じかんえいようがく》』で「健康《けんこう》」「成功《せいこう》」を手《て》に入《い》れる—

2019年5月24日　第1刷発行
2021年6月30日　第2刷発行

定価はカバーに表示しています。

著　者　大池《おおいけ》　秀明《ひであき》
発行者　高見　唯司
発　行　一般財団法人　農林統計協会
〒141-0031　東京都品川区西五反田7-22-17
TOCビル11階34号
電話　03-3492-2987（出版事業推進部）
03-3492-2950（編集部）
URL：http://www.aafs.or.jp
振替　00190-5-70255

When should we eat meals for health and success？

PRINTED IN JAPAN 2021

印刷　藤原印刷株式会社

落丁・乱丁本はお取り替えいたします

ISBN978-4-541-04289-7　C0030

著者：大池 秀明（おおいけ ひであき）

日本時間栄養学会 発起人 / 幹事
東京大学卒業、東京大学大学院農学生命科学研究科で博士を取得。東京大学大学院リサーチフェロー、ウィスコンシン大学マディソン校客員研究員を経て、現在、国立研究開発法人農業・食品産業技術総合研究機構／上級研究員、国立研究開発法人産業技術総合研究所／客員研究員、早稲田大学時間栄養学研究所／招聘研究員。東京大学、東北大学、中央大学、明治大学、日本大学、共立女子短期大学等で非常勤講師を務め、時間栄養学の講義をしている。
「食と健康」を専門として、体内時計と老化の観点から研究を展開。時間栄養学の研究により、2016 年に日本農芸化学会奨励賞、2017 年に若手農林水産研究者表彰を受賞。

イラスト協力：おばらみな

資料編：時間栄養学を勉強・実践したい人のために

一般向け書籍

「時間栄養学　時計遺伝子と食事のリズム」

発売日：2009 年 02 月

著者／編集：香川靖雄

出版社：女子栄養大学出版部

ISBN：9784789554336

「科学が証明する新・朝食のすすめ」

発売日：2007 年 08 月

著者／編集：香川靖雄

出版社：女子栄養大学出版部

ISBN：9784789553513

「Q & A ですらすらわかる体内時計健康法　時間栄養学・時間運動学・時間睡眠学から解く健康」

発売日：2017 年 11 月

著者／編集：田原優、柴田重信

出版社：杏林書院

ISBN：9784764411838

「食べる時間を変えれば健康になる」

発売日：2017 年 07 月 13 日

著者／編集：古谷 彰子

ISBN：9784799321270

本書で取り上げたホームページ一覧

※ホームページの情報は、アップデート等により移転・削除されている可能性があります

国民健康・栄養調査（厚生労働省）
http://www.mhlw.go.jp/bunya/kenkou/kenkou_eiyou_chousa.html
結果の概要・報告書

全国学力・学習状況調査（国立教育政策研究所）
http: //www.nier.go.jp/kaihatsu/zenkokugakuryoku.html
調査結果・報告書（朝食の欠食率などと合わせた分析結果も掲載されています）

「早寝早起き朝ごはん」全国協議会
http: //www.hayanehayaoki.jp/
ダウンロードのコーナーには、教育目的の資料が多数あります
漫画家やなせたかし先生作の紙芝居や絵本も申し込めます

「早寝早起き朝ごはん」国民運動の推進について（文部科学省）
http: //www.mext.go.jp/a_menu/shougai/asagohan/
資料や調査結果へのリンクあり

たとえば、

「早寝早起き朝ごはん」中高生等向け普及啓発資料及び指導者用資料
http: //www.mext.go.jp/a_menu/shougai/katei/1359388.htm

めざましごはん（農林水産省）

http: //www.maff.go.jp/j/seisan/kakou/mezamasi.html
「ごはんにぴったりレシピ」、「朝のカンタン劇場　ごはんにのせるだけ」、「めざましデータBOX」など、レシピや科学的データの紹介

朝チャレ（環境省）

http: //funtoshare.env.go.jp/asachalle/
「ご当地朝ごはん」の優秀レシピなど

健康日本21（公益財団法人 健康・体力づくり事業財団）

http: //www.kenkounippon21.gr.jp/
健康日本21の解説、国の動き、手引き、イベント案内など

サマータイム――健康に与える影響――（日本睡眠学会）

http: //www.jssr.jp/data/pdf/summertime_20120315.pdf
日本睡眠学会が2012年に作成したサマータイムに関する一般向け資料

サマータイム導入に反対する（日本時間生物学会）

http: //chronobiology.jp/サマータイムJSC声明文.pdf
日本時間生物学会が2018年10月に公表した声明文

サマータイム導入の問題点：健康科学からの警鐘（日本学術会議）

http: //chronobiology.jp/20181107.pdf
日本学術会議生物リズム分科会が2018年11月に作成した提言

「健康食品」の安全性・有効性に関する情報「素材情報データベース」
（国立研究開発法人 医薬基盤・健康・栄養研究所）
https: //hfnet.nibiohn.go.jp/contents/indiv.html
国の機関による健康食品の情報サイト

朝型夜型質問紙（国立精神・神経医療研究センター）
http: //www.sleepmed.jp/q/meq/meq_form.php
睡眠医療プラットフォームに掲載されている朝型夜型の質問紙。質問に答えるとクロノタイプ（朝型・夜型）を判定してくれます

睡眠医療プラットフォーム（国立精神・神経医療研究センター）
http: //sleepmed.jp/platform/index.html
国立精神・神経医療研究センターと全国の代表的な睡眠医療施設、大学、研究機関の専門家と共同して作成した睡眠健康度の診断サイト

本書で取り上げたアプリ一覧

※アプリは有料のもの、OS に依存するもの、配信終了になっているものがあります。アプリストアでご確認の上、ご自身の責任で使用してください。

食事タイミングを記録するアプリ
・ダイエットカメラ
・ダイエットとるだけ
・食べリズム
・MyCircadianClock（英語版）
・MealLogger（英語版）

時差ぼけ調節アプリ

・Entrain（英語版）
・Timeshifter（英語版）
・Jet Lag Rooster（英語版）

時間栄養学を研究している学術団体

時間栄養科学研究会

https: //www.chrono-nutrition.jp/

ニュートリズム（NutRhythm）検討会

https: //unit.aist.go.jp/bmd/biomed-bcl/NutriRhythm/index.html

参考文献

1. Hatori M, *et al.*: Time-restricted feeding without reducing caloric intake prevents metabolic diseases in mice fed a high-fat diet. *Cell Metab* 15 (6): 848-860 (2012)
2. Chaix A, Zarrinpar A, Miu P, & Panda S: Time-restricted feeding is a preventative and therapeutic intervention against diverse nutritional challenges. *Cell Metab* 20 (6): 991-1005 (2014)
3. Oike H, Sakurai M, Ippoushi K, & Kobori M: Time-fixed feeding prevents obesity induced by chronic advances of light/dark cycles in mouse models of jet-lag/shift work. *Biochem Biophys Res Commun* 465 (3): 556-561 (2015)
4. Kohsaka A, *et al.*: High-fat diet disrupts behavioral and molecular circadian rhythms in mice. *Cell Metab* 6 (5): 414-421 (2007)
5. van Drongelen A, Boot CR, Merkus SL, Smid T, & van der Beek AJ: The effects of shift work on body weight change - a systematic review of longitudinal studies. *Scand J Work Environ Health* 37 (4): 263-275 (2011)
6. Jakubowicz D, Barnea M, Wainstein J, & Froy O: High caloric intake at breakfast vs. dinner differentially influences weight loss of overweight and obese women. *Obesity* (*Silver Spring*) 21 (12): 2504-2512 (2013)
7. Hermengildo Y, *et al.*: Distribution of energy intake throughout the day and weight gain: a population-based cohort study in Spain. *Br J Nutr*: 1-8 (2016)
8. Veldhuis L, *et al.*: Behavioral risk factors for overweight in early childhood; the ‘Be active, eat right’ study. *Int J Behav Nutr Phys Act* 9: 74 (2012)
9. Alexander KE, *et al.*: Association of breakfast skipping with visceral fat and insulin indices in overweight Latino youth. *Obesity* (*Silver Spring*) 17 (8): 1528-1533 (2009)
10. Colles SL, Dixon JB, & O’Brien PE: Night eating syndrome and noc-

turnal snacking: association with obesity, binge eating and psychological distress. *Int J Obes (Lond)* 31 (11): 1722–1730 (2007)

11. Arble DM, Bass J, Laposky AD, Vitaterna MH, & Turek FW: Circadian timing of food intake contributes to weight gain. *Obesity (Silver Spring)* 17 (11): 2100–2102 (2009)
12. Shimizu H, *et al.*: Delayed first active-phase meal, a breakfast-skipping model, led to increased body weight and shifted the circadian oscillation of the hepatic clock and lipid metabolism-related genes in rats fed a high-fat diet. *PLoS One* 13 (10): e0206669 (2018)
13. Romon M, Edme JL, Boulenguez C, Lescroart JL, & Frimat P: Circadian variation of diet-induced thermogenesis. *Am J Clin Nutr* 57 (4): 476–480 (1993)
14. Morris CJ, *et al.*: The Human Circadian System Has a Dominating Role in Causing the Morning/Evening Difference in Diet-Induced Thermogenesis. *Obesity (Silver Spring)* 23 (10): 2053–2058 (2015)
15. Czeisler CA, *et al.*: Bright light resets the human circadian pacemaker independent of the timing of the sleep-wake cycle. *Science* 233 (4764): 667–671 (1986)
16. Zitting KM, *et al.*: Human Resting Energy Expenditure Varies with Circadian Phase. *Curr Biol* 28 (22): 3685–3690. e3683 (2018)
17. Uzhova I, *et al.*: The Importance of Breakfast in Atherosclerosis Disease: Insights From the PESA Study. *J Am Coll Cardiol* 70 (15): 1833–1842 (2017)
18. MaX & XuY: The Association between Breakfast Skipping and the Risk of Obesity, Diabetes, Hypertension, or Dyslipidemia–A Meta-analysis from 44 Trials Including 65,233 Cases and 381,051 Controls. *Diabetes* 67: Supplement 1 (2018)
19. Srour B, *et al.*: Circadian nutritional behaviours and cancer risk: New insights from the NutriNet-sante prospective cohort study: Disclaimers. *International journal of cancer* 143 (10): 2369–2379 (2018)
20. Masri S & Sassone-Corsi P: The emerging link between cancer, metabolism, and circadian rhythms. *Nat Med* 24 (12): 1795–1803

(2018)
21. Kutsuma A, Nakajima K, & Suwa K: Potential Association between Breakfast Skipping and Concomitant Late-Night-Dinner Eating with Metabolic Syndrome and Proteinuria in the Japanese Population. *Scientifica* 2014: 253581 (2014)
22. Benton D & Parker PY: Breakfast, blood glucose, and cognition. *Am J Clin Nutr* 67 (4): 772s-778s (1998)
23. Pollitt E, Cueto S, & Jacoby ER: Fasting and cognition in well- and undernourished schoolchildren: a review of three experimental studies. *Am J Clin Nutr* 67 (4): 779s-784s (1998)
24. 樋口智子，濱田広一郎，今津屋聡子 & 入江伸：朝食欠食および朝食のタイプが体温，疲労感，集中力等の自覚症状および知的作業能力に及ぼす影響．日本臨床栄養学会雑誌 29 (1): 35-43 (2007)
25. Hirao A, Tahara Y, Kimura I, & Shibata S: A balanced diet is necessary for proper entrainment signals of the mouse liver clock. *PLoS One* 4 (9): e6909 (2009)
26. Oike H, Nagai K, Fukushima T, Ishida N, & Kobori M: Feeding cues and injected nutrients induce acute expression of multiple clock genes in the mouse liver. *PLoS One* 6 (8): e23709 (2011)
27. 東北大学加齢医学研究所スマート・エイジング国際共同研究センター：朝ごはんを食べる習慣と、やる気度と幸せ度と目標達成力の関連性が明らかに．東北大学プレスリリース報道資料 2012.2.7 (2012)
28. 東北大学加齢医学研究所スマート・エイジング国際共同研究センター：朝ごはんを食べる習慣と、人生を成功に導くこととの関連性が明らかに．東北大学プレスリリース報道資料 2010.1.12 (2010)
29. 香川靖雄 , *et al.*: 朝食欠食と寮内学生の栄養摂取量 , 血清脂質 , 学業成績．栄養学雑誌 38 (6): 283-294 (1980)
30. 原口誠 & 池本友洋：九州共立大学における 100 円朝食キャンペーンはどのように利用されているか―2014 年度の利用実態分析―．九州共立大学研究紀要 6 (1): 109-114 (2015)
31. 楠奥繁則，吉川直樹，海崎彩，藤原なつみ，& 松原豊彦：大学生の朝食欠食および生活リズムからみた立命館大学の「100 円朝食」の効果について．社会システム研究 (34): 65-83 (2017)

32. 吉川直樹, 海崎彩, 藤原なつみ, 楠奥繁則, & 松原豊彦：大学生の食意識・食習慣と立命館大学「100 円朝食」の利用に関する実態分析. 社会システム研究 (36): 113–134 (2018)
33. Gill S & Panda S: A Smartphone App Reveals Erratic Diurnal Eating Patterns in Humans that Can Be Modulated for Health Benefits. *Cell Metab* 22 (5): 789–798 (2015)
34. Yasuda J, Asako M, Arimitsu T, & Fujita S: Skipping breakfast is associated with lower fat-free mass in healthy young subjects: a cross-sectional study. *Nutr Res* 60: 26–32 (2018)
35. Houston DK, *et al.*: Dietary protein intake is associated with lean mass change in older, community-dwelling adults: the Health, Aging, and Body Composition (Health ABC) Study. *Am J Clin Nutr* 87 (1): 150–155 (2008)
36. Oishi K, *et al.*: Dietary fish oil differentially ameliorates high-fructose diet-induced hepatic steatosis and hyperlipidemia in mice depending on time of feeding. *J Nutr Biochem* 52: 45–53 (2018)
37. Xie K, *et al.*: Every-other-day feeding extends lifespan but fails to delay many symptoms of aging in mice. *Nat Commun* 8 (1): 155 (2017)
38. 今井佐恵子 & 梶山静夫：食べ方と食べる時間が血糖変動に影響を与える：夕食は2回に分けて食べると糖尿病やメタボリックシンドロームの発症予防が期待できる. 化学と生物 56 (7): 483–489 (2018)
39. Morris CJ, *et al.*: Endogenous circadian system and circadian misalignment impact glucose tolerance via separate mechanisms in humans. *Proc Natl Acad Sci U S A* 112 (17): E2225–2234 (2015)
40. Stenvers DJ, Scheer F, Schrauwen P, la Fleur SE, & Kalsbeek A: Circadian clocks and insulin resistance. *Nat Rev Endocrinol* (2018)
41. Qian J, Dalla Man C, Morris CJ, Cobelli C, & Scheer F: Differential effects of the circadian system and circadian misalignment on insulin sensitivity and insulin secretion in humans. *Diabetes, obesity & metabolism* 20 (10): 2481–2485 (2018)
42. Zeevi D, *et al.*: Personalized Nutrition by Prediction of Glycemic Responses. *Cell* 163 (5): 1079–1094 (2015)

43. Oike H, Nagai K, Fukushima T, Ishida N, & Kobori M: High-salt diet advances molecular circadian rhythms in mouse peripheral tissues. *Biochem Biophys Res Commun* 402 (1): 7-13 (2010)
44. Furutani A, *et al.*: Fish Oil Accelerates Diet-Induced Entrainment of the Mouse Peripheral Clock via GPR120. *PLoS One* 10 (7): e0132472 (2015)
45. Itokawa M, *et al.*: Time-restricted feeding of rapidly digested starches causes stronger entrainment of the liver clock in PER2: : LUCIFERASE knock-in mice. *Nutr Res* 33 (2): 109-119 (2013)
46. Wu MN, *et al.*: The effects of caffeine on sleep in Drosophila require PKA activity, but not the adenosine receptor. *J Neurosci* 29 (35): 11029-11037 (2009)
47. Oike H, Kobori M, Suzuki T, & Ishida N: Caffeine lengthens circadian rhythms in mice. *Biochem Biophys Res Commun* 410 (3): 654-658 (2011)
48. Burke TM, *et al.*: Effects of caffeine on the human circadian clock in vivo and in vitro. *Science translational medicine* 7 (305): 305ra146 (2015)
49. Narishige S, *et al.*: Effects of caffeine on circadian phase, amplitude and period evaluated in cells in vitro and peripheral organs in vivo in PER2: : LUCIFERASE mice. *Br J Pharmacol* 171 (24): 5858-5869 (2014)
50. Oishi K, Yamamoto S, Oike H, Ohkura N, & Taniguchi M: Cinnamic acid shortens the period of the circadian clock in mice. *Biochem Biophys Rep* 9: 232-237 (2017)
51. Amir S, Cain S, Sullivan J, Robinson B, & Stewart J: Olfactory stimulation enhances light-induced phase shifts in free-running activity rhythms and Fos expression in the suprachiasmatic nucleus. *Neuroscience* 92 (4): 1165-1170 (1999)
52. Shen J, *et al.*: Olfactory stimulation with scent of grapefruit oil affects autonomic nerves, lipolysis and appetite in rats. *Neurosci Lett* 380 (3): 289-294 (2005)
53. Shen J, *et al.*: Olfactory stimulation with scent of lavender oil af-

fects autonomic nerves, lipolysis and appetite in rats. *Neurosci Lett* 383 (1-2): 188-193 (2005)

54. Yasuo S, *et al.*: l-Serine Enhances Light-Induced Circadian Phase Resetting in Mice and Humans. *J Nutr* 147 (12): 2347-2355 (2017)
55. Bannai M & Kawai N: New therapeutic strategy for amino acid medicine: glycine improves the quality of sleep. *J Pharmacol Sci* 118 (2): 145-148 (2012)
56. Kawai N, *et al.*: The sleep-promoting and hypothermic effects of glycine are mediated by NMDA receptors in the suprachiasmatic nucleus. *Neuropsychopharmacology : official publication of the American College of Neuropsychopharmacology* 40 (6): 1405-1416 (2015)
57. McCay CM, Crowell MF, & Maynard LA: The effect of retarded growth upon the length of life span and upon the ultimate body size: one figure. *The journal of Nutrition* 10 (1): 63-79 (1935)
58. McDonald RB & Ramsey JJ: Honoring Clive McCay and 75 Years of Calorie Restriction Research. *The Journal of nutrition* 140 (7): 1205-1210 (2010)
59. Fontana L & Partridge L: Promoting health and longevity through diet: from model organisms to humans. *Cell* 161 (1): 106-118 (2015)
60. Mattison JA, *et al.*: Caloric restriction improves health and survival of rhesus monkeys. *Nat Commun* 8: 14063 (2017)
61. Redman LM, *et al.*: Metabolic Slowing and Reduced Oxidative Damage with Sustained Caloric Restriction Support the Rate of Living and Oxidative Damage Theories of Aging. *Cell Metab* 27 (4): 805-815.e804 (2018)
62. Carlson AJ & Hoelzel F: Apparent prolongation of the life span of rats by intermittent fasting: one figure. *The Journal of nutrition* 31 (3): 363-375 (1946)
63. Mitchell SJ, *et al.*: Daily Fasting Improves Health and Survival in Male Mice Independent of Diet Composition and Calories. *Cell Metab* 29 (1): 221-228 (2018)

64. Brandhorst S, *et al.*: A Periodic Diet that Mimics Fasting Promotes Multi-System Regeneration, Enhanced Cognitive Performance, and Healthspan. *Cell Metab* 22 (1): 86-99 (2015)
65. Sutton EF, *et al.*: Early Time-Restricted Feeding Improves Insulin Sensitivity, Blood Pressure, and Oxidative Stress Even without Weight Loss in Men with Prediabetes. *Cell Metab* 27 (6): 1212-1221.e1213 (2018)
66. de Mairan Jd: Observation botanique. *Histoire de l'Académie Royale des Sciences Paris*: 35-36 (1729)
67. Konopka RJ & Benzer S: Clock mutants of Drosophila melanogaster. *Proc Natl Acad Sci U S A* 68 (9): 2112-2116 (1971)
68. Damiola F, *et al.*: Restricted feeding uncouples circadian oscillators in peripheral tissues from the central pacemaker in the suprachiasmatic nucleus. *Genes Dev* 14 (23): 2950-2961 (2000)
69. Stokkan KA, Yamazaki S, Tei H, Sakaki Y, & Menaker M: Entrainment of the circadian clock in the liver by feeding. *Science* 291 (5503): 490-493 (2001)
70. Wehrens SMT, *et al.*: Meal Timing Regulates the Human Circadian System. *Curr Biol* 27 (12): 1768-1775.e1763 (2017)
71. Yoshizaki T, *et al.*: Effects of feeding schedule changes on the circadian phase of the cardiac autonomic nervous system and serum lipid levels. *Eur J Appl Physiol* 113 (10): 2603-2611 (2013)
72. Oishi K, Yasumoto Y, Higo-Yamamoto S, Yamamoto S, & Ohkura N: Feeding cycle-dependent circulating insulin fluctuation is not a dominant Zeitgeber for mouse peripheral clocks except in the liver: Differences between endogenous and exogenous insulin effects. *Biochem Biophys Res Commun* 483 (1): 165-170 (2017)
73. Shimizu K, *et al.*: SCOP/PHLPP1beta mediates circadian regulation of long-term recognition memory. *Nat Commun* 7: 12926 (2016)
74. Gerstner JR, *et al.*: Cycling behavior and memory formation. *J Neurosci* 29 (41): 12824-12830 (2009)
75. Gerstner JR & Yin JC: Circadian rhythms and memory formation. *Nat Rev Neurosci* 11 (8): 577-588 (2010)

76. Goda T, *et al.*: Calcitonin receptors are ancient modulators for rhythms of preferential temperature in insects and body temperature in mammals. *Genes Dev* 32 (2): 140–155 (2018)
77. Loh DH, *et al.*: Misaligned feeding impairs memories. *eLife* 4: e09460 (2015)
78. Gibson EM, Wang C, Tjho S, Khattar N, & Kriegsfeld LJ: Experimental 'jet lag' inhibits adult neurogenesis and produces long-term cognitive deficits in female hamsters. *PLoS One* 5 (12): e15267 (2010)
79. Cho K, Ennaceur A, Cole JC, & Suh CK: Chronic jet lag produces cognitive deficits. *J Neurosci* 20 (6): Rc66 (2000)
80. Marquie JC, Tucker P, Folkard S, Gentil C, & Ansiau D: Chronic effects of shift work on cognition: findings from the VISAT longitudinal study. *Occup Environ Med* 72 (4): 258–264 (2015)
81. Roenneberg T, Allebrandt KV, Merrow M, & Vetter C: Social jetlag and obesity. *Curr Biol* 22 (10): 939–943 (2012)
82. 和田高士 伴，長谷川泰隆：朝食の欠食・むらはメタボリックシンドロームを発症させるか．第 110 回日本内科学会 (2013)
83. Smarr BL & Schirmer AE: 3.4 million real-world learning management system logins reveal the majority of students experience social jet lag correlated with decreased performance. *Sci Rep* 8 (1): 4793 (2018)
84. Roenneberg T, *et al.*: A marker for the end of adolescence. *Curr Biol* 14 (24): R1038–1039 (2004)
85. Yu JH, *et al.*: Evening chronotype is associated with metabolic disorders and body composition in middle-aged adults. *J Clin Endocrinol Metab* 100 (4): 1494–1502 (2015)
86. Knutson KL & von Schantz M: Associations between chronotype, morbidity and mortality in the UK Biobank cohort. *Chronobiol Int* 35 (8): 1045–1053 (2018)
87. Lyall LM, *et al.*: Association of disrupted circadian rhythmicity with mood disorders, subjective wellbeing, and cognitive function: a cross-sectional study of 91 105 participants from the UK Biobank.

The lancet. Psychiatry 5 (6): 507–514 (2018)

88. Janszky I & Ljung R: Shifts to and from daylight saving time and incidence of myocardial infarction. *The New England journal of medicine* 359 (18): 1966–1968 (2008)
89. Jiddou MR, Pica M, Boura J, Qu L, & Franklin BA: Incidence of myocardial infarction with shifts to and from daylight savings time. *The American journal of cardiology* 111 (5): 631–635 (2013)
90. Culic V: Daylight saving time transitions and acute myocardial infarction. *Chronobiol Int* 30 (5): 662–668 (2013)
91. Monk TH: Traffic accident increases as a possible indicant of desynchronosis. *Chronobiologia* 7 (4): 527–529 (1980)
92. Hicks RA, Lindseth K, & Hawkins J: Daylight saving–time changes increase traffic accidents. *Perceptual and motor skills* 56 (1): 64–66 (1983)
93. Monk TH & Aplin LC: Spring and autumn daylight saving time changes: studies of adjustment in sleep timings, mood, and efficiency. *Ergonomics* 23 (2): 167–178 (1980)
94. Gorrison M CD: Daylight saving time and impact on standard test scores in early adolescents. *Sleep* 34: A268 (2011)
95. Minami Y, *et al.*: Chronic inflammation in mice exposed to the long–term un–entrainable light–dark cycles. *Sleep and Biological Rhythms* 16 (1): 63–68 (2018)
96. Davidson AJ, *et al.*: Chronic jet–lag increases mortality in aged mice. *Curr Biol* 16 (21): R914–916 (2006)
97. Yamaguchi Y, *et al.*: Mice genetically deficient in vasopressin V1a and V1b receptors are resistant to jet lag. *Science* 342 (6154): 85–90 (2013)
98. Yamaguchi Y & Okamura H: Vasopressin Signal Inhibition in Aged Mice Decreases Mortality under Chronic Jet Lag. *iScience* 5: 118–122 (2018)
99. Takasu NN, *et al.*: Recovery from Age–Related Infertility under Environmental Light–Dark Cycles Adjusted to the Intrinsic Circadian Period. *Cell Rep* 12 (9): 1407–1413 (2015)

100. Yetish G, *et al.*: Natural sleep and its seasonal variations in three pre-industrial societies. *Curr Biol* 25 (21): 2862–2868 (2015)
101. Chang AM, Aeschbach D, Duffy JF, & Czeisler CA: Evening use of light-emitting eReaders negatively affects sleep, circadian timing, and next-morning alertness. *Proc Natl Acad Sci USA* 112 (4): 1232–1237 (2015)
102. Hebert M, Martin SK, Lee C, & Eastman CI: The effects of prior light history on the suppression of melatonin by light in humans. *J Pineal Res* 33 (4): 198–203 (2002)
103. Park SJ & Tokura H: Bright light exposure during the daytime affects circadian rhythms of urinary melatonin and salivary immunoglobulin A. *Chronobiol Int* 16 (3): 359–371 (1999)
104. Nagashima S, *et al.*: Can tryptophan supplement intake at breakfast enhance melatonin secretion at night? *J Physiol Anthropol* 36 (1): 20 (2017)
105. Park SJ & Tokura H: Effects of different types of clothing on circadian rhythms of core temperature and urinary catecholamines. *The Japanese journal of physiology* 48 (2): 149–156 (1998)
106. Facer-Childs E & Brandstaetter R: The impact of circadian phenotype and time since awakening on diurnal performance in athletes. *Curr Biol* 25 (4): 518–522 (2015)
107. Facer-Childs ER, Boiling S, & Balanos GM: The effects of time of day and chronotype on cognitive and physical performance in healthy volunteers. *Sports medicine - open* 4 (1): 47 (2018)
108. Ohdo S: Chronotherapeutic strategy: Rhythm monitoring, manipulation and disruption. *Advanced drug delivery reviews* 62 (9–10): 859–875 (2010)
109. Ohdo S, Koyanagi S, & Matsunaga N: Chronopharmacological strategies: Intra- and inter-individual variability of molecular clock. *Advanced drug delivery reviews* 62 (9–10): 885–897 (2010)
110. Edgar RS, *et al.*: Cell autonomous regulation of herpes and influenza virus infection by the circadian clock. *Proc Natl Acad Sci U S A* 113 (36): 10085–10090 (2016)

111. Long JE, *et al.*: Morning vaccination enhances antibody response over afternoon vaccination: A cluster-randomised trial. *Vaccine* 34 (24): 2679–2685 (2016)
112. Suzuki K, Hayano Y, Nakai A, Furuta F, & Noda M: Adrenergic control of the adaptive immune response by diurnal lymphocyte recirculation through lymph nodes. *J Exp Med* 213 (12): 2567–2574 (2016)
113. Hoyle NP, *et al.*: Circadian actin dynamics drive rhythmic fibroblast mobilization during wound healing. *Science translational medicine* 9 (415): eaal2774 (2017)
114. Hrushesky WJM: Circadian chronotherapy : From animal experiments to human cancer chemotherapy. *Chronopharmacology : Cellular and Biochemical Interactions*: 439–473 (1989)
115. 生体リズムと時間治療（薬事日報社）ISBN: 9784840808941 (2006)
116. Staessen JA, *et al.*: Predicting cardiovascular risk using conventional vs ambulatory blood pressure in older patients with systolic hypertension. Systolic Hypertension in Europe Trial Investigators. *Jama* 282 (6): 539–546 (1999)
117. 体内時計の科学と産業応用 = Chronobiology & industrial applications（シーエムシー出版）ISBN: 9784781303406 (2011)
118. McHill AW, *et al.*: Later circadian timing of food intake is associated with increased body fat. *Am J Clin Nutr* 106 (5): 1213–1219 (2017)
119. Tosini G, Ferguson I, & Tsubota K: Effects of blue light on the circadian system and eye physiology. *Molecular vision* 22: 61–72 (2016)